PUBLICATIONS DU *PROGRÈS MÉDICAL*

TRAITEMENT

DE

L'ÉPILEPSIE ET DE LA MANIE

PAR LE BROMURE D'ÉTHYLE

PAR

Le Dr G.-L. ROUX

PARIS

AUX BUREAUX DU
PROGRÈS MÉDICAL
6, rue des Écoles, 6.

A. DELAHAYE & E. LECROSNIER
ÉDITEURS
Place de l'École de Médecine.

1882

TRAITEMENT

DE

L'ÉPILEPSIE ET DE LA MANIE

PAR LE BROMURE D'ÉTHYLE

PUBLICATIONS DU *PROGRÈS MÉDICAL*

TRAITEMENT

DE

L'ÉPILEPSIE ET DE LA MANIE

PAR LE BROMURE D'ÉTHYLE

PAR

Le Dr G.-L. ROUX

PARIS

Aux Bureaux du PROGRÈS MÉDICAL   A. DELAHAYE et E. LECROSNIER.

LIBRAIRES-ÉDITEURS

6, rue des Écoles   Place de l'École-de-Médecine

1882

INTRODUCTION

Le traitement de l'épilepsie par le *bromure d'é-thyle* est de date toute récente.

Jusqu'à ces dernières années, les physiologistes et les chirurgiens ont eu, seuls, le monopole de ce médicament; les uns, pour étudier ses propriétés, les autres, pour le substituer au chloroforme et à l'éther comme anesthésique général et local.

En 1880, pour la première fois, MM. Bourneville et d'Olier ont soumis un certain nombre d'épilepti-ques de Bicêtre, aux inhalations de bromure d'éthyle, faites régulièrement, et continuées pendant 2 mois environ; ils ont pu observer ainsi, l'influence de ce traitement sur la marche générale de la maladie ; en outre, des inhalations de ce bromure ont été faites, au moment des accès, sur d'autres malades. Les résultats de leurs observations firent l'objet d'une communication à la Société de Biologie (1880), et d'une note publiée, l'année suivante (26 mars 1881), dans le *Progrès médical*.

Guidés, dans cette voie, par leurs publications, nous avons tenté de continuer l'œuvre qu'ils avaient commencée, et d'étendre l'emploi thérapeutique de ce médicament. Nous ne pouvions, en la matière, trouver un champ d'expérience plus favorable que le leur, et un maître plus expérimenté que M. le Docteur Bourneville; qu'il nous permette de lui témoigner, ici, notre vive reconnaissance, et de le remercier de l'extrême obligeance avec laquelle il a bien voulu nous éclairer de ses conseils, mettre à notre disposition ses observations, et nous confier une série de malades nouveaux pour favoriser notre travail.

DIVISION DU SUJET

Nous passerons sous silence tout ce qui a trait à l'historique et à la physiologie de ce médicament ; les diverses publications, dont il a été l'objet, se rapportent à son emploi comme anesthésique général ou local et ne nous intéressent qu'à un point de vue secondaire. Nous renverrons, pour éviter les redites, aux articles publiés par M. le Dʳ Terrillon (1) et aux thèses de MM. Duval et Tourreil (2). On trouvera, dans les travaux de MM. Bourneville et d'Olier (3), tout ce qui concerne son emploi thérapeutique.

Nous traiterons donc de l'emploi du bromure d'éthyle dans : 1° l'épilepsie ; a) les accès ; b) l'épilepsie en général ; — 2° la manie ; — 3° enfin, nous rapporterons deux cas de paraplégie survenue dans le cours du traitement, et qui, suivant M. Bourneville, est probablement due au bromure d'éthyle.

En ce qui concerne le traitement de l'*accès épileptique*, nous devrons nous borner à rapporter les conclusions de MM. Bourneville et d'Olier à ce sujet, et à publier l'observation d'un malade chez lequel le bromure d'éthyle a

---

(1) *Bulletin général de thérapeutique,* 1880, nᵒˢ des 15 et 30 mai.

(2) Duval. — *De l'anesthésie générale par le bromure d'éthyle,* Th. 1880. — Tourreil. *De l'emploi du bromure d'éthyle pour l'anesthésie locale.* Th. 1880.

(3) *Société de biologie,* 1880. — *Progrès Médical* (26 mars 1881).

Roux.   1

été employé pour combattre les accès de trépidation de l'épilepsie spinale.

L'étude du *traitement de l'épilepsie* elle-même sera faite plus longuement; nous aurons à utiliser les observations de 1880 et nos observations personnelles, pour montrer l'influence du bromure d'éthyle *pendant la durée du traitement*, et sur la marche ultérieure de la maladie.

Le *traitement de la manie*, par le bromure d'éthyle, est une innovation; nous en devons la connaissance à M. Bourneville, et, c'est sur son indication et avec ses conseils, que nous avons enregistré les résultats obtenus chez deux maniaques dont les observations feront l'objet d'un chapitre spécial.

Enfin, nous étudierons, au point de vue étiologique, les *deux cas de paraplégie* mentionnés plus haut ; nous examinerons s'ils sont le résultat d'une intoxication ou de toute autre cause.

CHAPITRE I.

Du traitement de l'accès d'épilepsie par le bromure d'éthyle.

L'accès d'épilepsie peut être combattu soit *avant*, soit *pendant* son apparition.

1° *Avant*, lorsque, le malade étant pris d'une aura, l'intervalle qui sépare cette aura de l'accès est assez grand pour permettre à l'épileptique de prévenir, et au médecin d'intervenir.

2° *Pendant*, lorsque, aussitôt après la chute, nous avons le temps d'agir durant la période de tonicité ou même de clonicité.

Ces deux points étant acquis, nous devons en ajouter un troisième pour assurer les conclusions : la *multiplicité des observations*.

Les moyens par lesquels on peut combattre l'accès d'épilepsie, sont nombreux et variés (1) : compressions diverses des vaisseaux, des nerfs, des membres, flexion énergique de l'un des deux gros orteils, compression sous-occipitale (Borelli), inspiration d'odeurs fortes, irritantes ; il n'est pas un de ces modes d'action qui n'ait donné des succès. Aussi, chez un malade auquel la compression du membre inférieur droit, siège d'une aura, suffisait pour faire avorter l'accès, n'avons-nous pas cherché à substituer le bromure d'éthyle à cette compression ; et disons-le une fois pour toutes : chaque

---

(1) *Voir* G. Sadrain. — *Etude sur le traitement des attaques d'hystérie et des accès d'épilepsie.* Th. 1880.

fois que tel procédé aura constamment, chez un même malade, réussi à déterminer l'avortement d'un accès, il sera téméraire d'en employer un autre. Ce ne sera qu'à défaut de moyen, déjà avantageusement connu, que nous emploierons le bromure d'éthyle dans le traitement de l'accès épileptique.

Reconnaissons, tout de suite, qu'il n'est pas toujours facile d'arriver à temps pour pratiquer une inhalation à un épileptique qui vient de tomber ; d'autre part, il peut se faire que le malade ait un accès incomplet. Ces réserves étant faites, on ne doit pas s'étonner du nombre très restreint d'observations recueillies par MM. Bourneville et d'Olier non plus que de la différence des résultats auxquels ils sont arrivés. Nous devons, néanmoins, rapporter leurs conclusions : « L'inhalation commencée à la période tonique, a, dans 3 cas, produit en quelques secondes la résolution musculaire ; dans d'autres cas, la durée et l'intensité des convulsions ont paru diminuer ; quelquefois, enfin, la médication n'a produit aucun effet appréciable : à cette catégorie appartiennent les cas où les malades en traitement ont été pris d'accès d'épilepsie au cours même de leur inhalation quotidienne. »

L'observation suivante est celle d'un malade présentant, rarement il est vrai, des séries d'accès de trépidation (*épilepsie spinale*); nous avons pensé qu'elle pouvait prendre place ici, à défaut d'autres, se rapportant à l'accès d'*épilepsie ordinaire*.

OBSERVATION I.

*Epilepsie. — Epilepsie spinale. — Compression.
Bromure d'éthyle.*

Sirv..., Alexis, 23 ans, entré à Bicêtre le 17 juin 1872 (service de M. BOURNEVILLE).

Ce malade présente des accès d'épilepsie ordinaire, et parfois, mais très rarement, des accès de trépidation limitée aux membres inférieurs (*épilepsie spinale*). C'est contre ces derniers qu'a été administré le bromure d'éthyle. Nous laisserons donc de côté ce qui se rapporte à l'épilepsie vulgaire, pour décrire les accès de *trépidation*.

1881. 23 *décembre*. Au moment où l'on prenait la température locale au niveau de la nuque, le malade, sans changer de position (décubitus latéral gauche), émet, de temps à autre et à intervalles assez rapprochés, une sorte de cri étouffé ; le thermomètre est retiré, et le malade, placé dans le décubitus dorsal, on note les phénomènes suivants : il est facile de constater que le diaphragme est animé de contractions cloniques et spasmodiques irrégulières, qui donnent lieu à l'émission d'un cri plaintif ; l'abdomen est alternativement soulevé et déprimé, sans qu'on remarque rien du côté des membres. On s'attend à voir éclater un accès. Bientôt, en effet, on observe une contraction tonique de tout le *membre inférieur gauche* qui est en extension forcée ; puis ce membre est soulevé, en totalité, de quelques centimètres (20 à 25) au-dessus du plan du lit ; à ce soulèvement de courte durée (1 seconde environ), succèdent de petites contractions cloniques rapides, qui impriment au membre une sorte de tremblement ; enfin le membre retombe sur le lit. Survient un repos (6 à 10 secondes), et les mêmes phénomènes reparaissent (40 à 50 en 3[4 d'heure). De temps en temps, on observe quelques variations : ainsi la première période (tonicité) est parfois remplacée par une projection brusque et violente de tout le membre ; cette projection se décompose en : 1° flexion (45° environ) de la cuisse sur le bassin, la jambe restant légèrement fléchie sur la cuisse ; 2° tétanisation de courte durée, puis secousses. Parfois, la fin des convulsions toniques est marquée par l'apparition de grands mouvements qui se répètent plusieurs fois et reproduisent la projection décrite au début de l'accès.

Les mêmes phénomènes se montrent également dans le membre inférieur droit, presque toujours isolément, parfois simultanément, mais avec beaucoup moins de violence et de fréquence (10 environ en 3/4 d'heure).

Rien du côté des membres supérieurs. La *face* et le *cou* sont fortement congestionnés ; les *yeux* modérément ouverts et larmoyants ; pas de dilatation ni de contraction pupillaire ; la *bouche* est fermée, sans écume ; les veines jugulaires sont gonflées ; ni miction ni défécation involontaires ; le *pouls* est petit (60-72) ; la *respiration* accélérée (30 à 40). Rien de particulier du côté de la sensibilité générale ; à la fin pas de stertor, le malade est complètement remis.

D'après les renseignements fournis par ses voisins, au début des trépidations, Sirv... *battrait le rappel* avec sa jambe gauche ; s'il est debout, il s'affaisse de ce côté ; parfois il lèverait 2 ou 3 fois et simultanément les bras en l'air. Depuis longtemps il se plaint, chaque jour, d'une douleur occupant le côté gauche de l'abdomen, et de gonflement du ventre.

Pendant les six dernières minutes que dura la série d'accès, on exerce, avec les deux mains, une *compression* énergique au niveau du ligament de Poupart ; aussitôt, on observe un arrêt des secousses ; mais si on vient à cesser la compression, elles reparaissent comme auparavant.

Enfin l'accès est terminé, Sirv..., interrogé, répond qu'il n'a pas perdu un instant connaissance ; il confirme les renseignements donnés par les autres malades ; dit que c'est

la première fois que cela s'est passé de la sorte et a duré
aussi longtemps. Il déclare, en outre, qu'il « sentait quelque chose » partir de la base du thorax et gagner l'extré-
mité inférieure, que, pendant la compression, il y avait
interruption.

24 *décembre*. Nouvel accès, semblable à celui de la
veille, mais moins intense.

1882. 7 *février*. A la visite, on le trouve présentant les
phénomènes suivants : le membre inférieur gauche est
brusquement soulevé, de 20 à 25 cent., au-dessus du lit;
en même temps la jambe se fléchit légèrement, et tout le
membre est agité d'une sorte de trépidation. On compte
jusqu'à 96 de ces mouvements par minute. Au moment du
soulèvement, le malade pousse un cri plaintif; la respiration, très accélérée dans l'intervalle des secousses (40), est
suspendue pendant leur durée.

Parfois, mais très rarement (à peine une fois toutes les
3 ou 4 minutes), le membre inférieur droit est également
soulevé, mais avec moins de violence. — Le chatouillement de la plante des pieds est vivement perçu. On peut
encore observer, en dehors des secousses, également dans
les deux membres inférieurs, quelquefois dans les supérieurs (biceps, deltoïde), une sorte de trémulation musculaire partielle.

9 *février*. Au moment de la visite, Sirv... est repris,
depuis une demi-heure, d'une série d'accès de trépidation.
Nous faisons une inhalation de *bromure d'éthyle*. Après
2 ou 3 inspirations, tout rentre dans l'ordre; nous retirons
la compresse au bout de 5 minutes, ayant voulu chatouiller
la plante des pieds pour examiner l'état de la sensibilité,
les trépidations reparaissent; aussitôt, nouvelle inhalation,
et nouvel arrêt de l'accès aussi rapide que la première
fois.

Depuis ce jour, nous n'avons pu avoir l'occasion
d'observer d'autres séries d'accès.

On peut se demander quel est, dans ces conditions,

le mode d'action du bromure d'éthyle ? Nous croyons, pour notre part, qu'il a dû agir à la façon de l'ammoniaque, l'éther, le chloroforme. Toutefois, si l'on considère que le bromure d'éthyle est beaucoup moins irritant que ces substances d'une part, et que, d'autre part, on tienne compte de la rapidité avec laquelle il a fait cesser les trépidations chez notre malade, on devra l'employer de préférence à l'ammoniaque, l'éther, le chloroforme.

CHAPITRE II.

Du traitement de l'épilepsie par le bromure d'éthyle.

Nous avons, ici, en vue le traitement de *l'épilepsie idiopathique*, c'est-à-dire celle dont les causes prédisposantes sont l'hérédité et une grande impressionnabilité, et les causes occasionnelles, la peur, l'onanisme, les excès vénériens ; quant aux formes *symptomatique* et *sympathique*, leur traitement est plus spécialement lié à celui de la cause.

Le nombre considérable d'agents thérapeutiques employés contre cette névrose, montre suffisamment combien elle est difficile à guérir. Nous n'entreprendrons pas de les énumérer, et préférons renvoyer aux travaux de Herpin (1), Delasiauve (2), Aug. Voisin (3), Bourneville (4), Hublé, Bricon (5), Legrand du Saulle, etc.

Aujourd'hui, le bromure de potassium est généralement employé ; c'est le médicament qui aurait donné, jusqu'à présent, le plus grand nombre de succès. Toutefois Pidoux et G. Sée pensent qu'il ne guérit pas l'épilepsie, et que, s'il suspend ou retarde les attaques,

---

(1) Herpin. — *Du pronostic et du traitement de l'épilepsie.* — *Bulletin de thérapeutique*, 1855 et 1859.

(2) Delasiauve. — *Traitement de l'épilepsie.*

(3) Aug. Voisin. — *Recherches sur le bromure de potassium et son emploi dans l'épilepsie (Bulletin de thérapeutique*, 1866).

(4) Bourneville. — *Recherches cliniques et thérapeutiques sur l'hystérie et l'épilepsie.* Paris, 1876.

(5) Bricon. — *Du traitement de l'épilepsie.* Th., Paris, 1882.

c'est en les remplaçant par des préludes ou des accès incomplets. Pour notre part, presque tous les épileptiques dont nous rapportons les observations ont été, avant d'être soumis aux inhalations de bromure d'éthyle, traités par le bromure de potassium ; les relevés de leurs accès montrent, d'une façon assez péremptoire, que dans la plupart des cas, ce dernier agent, non seulement n'a pas fait diminuer le nombre des accès, mais encore que la maladie a suivi néanmoins une marche régulièrement croissante, les accès augmentant au moins de nombre, l'intelligence devenant de plus en plus obtuse, et cela, pendant les années qu'a pu durer le traitement.

Il ressort de cet exposé, que nous nous trouvons absolument en contradiction avec la proposition formulée par M. Aug. Voisin(1), à savoir que : « lorsqu'une épilepsie idiopathique aura été inutilement traitée par le bromure de potassium, il est inutile d'employer les autres bromures ; leur action est nulle. » Le même auteur dit, en outre, « avoir observé que le bromure de potassium réussissait mieux chez l'adulte que chez l'enfant ; » le bromure d'éthyle paraît agir aussi bien chez l'un que chez l'autre, et s'il agit un peu mieux chez l'un, nous pensons que c'est chez l'enfant.

Observation II.

Bonn... Ben... 30 ans, entré à Bicêtre le 24 octobre 1871 (service de M. Bourneville).

Le grand-père paternel a eu, d'un second mariage, une fille qui eut une enfant morte *épileptique*, à 20 ans. Rien du côté de la mère. Pas de consanguinité. Sa mère a eu

(1) *Nouveau Dict. de méd. et de chir. pratiques.* art. épilepsie.

quatre enfants dont une fausse couche ; un enfant est mort de *convulsions internes*, à 5 mois.

Notre malade : A 7 ans, on s'aperçut qu'il « *clignait des yeux* » et restait immobile sans tomber. De 7 à 8 ans, il avait la nuit, des *peurs* ; à 8 ans, *début des accès*, disparition des peurs, persistance des étourdissements. Vers 14 ans, les accès, devenus plus fréquents, se sont compliqués de folie. Ce malade a été traité par les inhalations de *bromure d'éthyle* du 3 juin au 1er août 1880. Mort en *état de mal* le 5 mars 1881.

Tableau des accès depuis 1876.

	1876		1877		1878		1879		1880		1881	
	Jour.	Nuit.	Jour.	Nuit.	Jour.	Nuit.	Jour.	Nuit.	Jour.	Nuit.	Jour.	Nuit
Janvier . .	1	18	8	15	13	30	31	26	14	23	10	3
Février . .	1	28	1	7	10	12	26	22	8	21	17	2
Mars . . .	3	14	29	13	9	14	8	24	31	25		
Avril . . .	2	17	2	10	3	19	26	16	11	7		
Mai. . . .	2	22	19	9	33	20	23	9	5	11		
Juin . . .	2	9	2	9	3	9	25	11	5	7		
Juillet . .	2	18	12	10	11	3	28	7	14	9		
Août . . .	»	10	10	10	13	5	29	12	4	2		
Septembre	2	11	3	17	25	14	28	23	9	5		
Octobre. .	»	23	5	16	68	25	20	17	5	5		
Novembre	»	18	»	16	9	16	6	17	12	12		
Décembre	3	13	8	15	25	16	6	25	18	14		
	18	201	99	147	232	183	256	209	136	141		
	219		246		415		465		277			

Nous constatons, chez ce malade, une amélioration très marquée : 1° sur les années précédentes, le nombre des accès, régulièrement croissant depuis 1876, a diminué notablement en 1880 ; 2° dans l'année 1880, on note 277 accès, soit 188 de moins que l'année précédente. Ajoutons que l'amélioration a continué encore dans les deux premiers mois de 1881.

Sur les 188 accès gagnés en 1880 sur 1879, 109 appartiennent au deuxième semestre.

Observation III.

Charb... Edouard, 16 ans, entré a Bicêtre le 3 décembre 1874 (service de M. Bourneville).

Son *père*, sujet à de fréquents maux de tête, buvait beaucoup d'iodure de potassium ; sa *mère* a eu une fausse couche dans le cours d'une rougeole et quatre enfants mâles, tous morts et qui tous ont eu des *convulsions*.

Notre malade se fit une plaie à la tête en tombant dans un fossé, vers l'âge de 2 ans. Son premier accès eut lieu le lendemain de son arrivée à Paris, à 3 ans. De 5 à 6 ans, pas d'accès ; mais, à partir de cet âge, ils ont reparu en augmentant de fréquence et d'intensité ; l'intelligence a baissé. Soumis au traitement par le *bromure de potassium*, sa mère prétend que ce médicament le rendait « comme idiot. » Les accès survenaient le plus souvent sans aura ; presque toujours il tombait en arrière, quelquefois sans cri.

Traitement : *bromure de potassium* depuis 1877 jusqu'au 25 mars 1880 ; inhalations de *nitrite d'amyle* du 24 avril au 20 mai 1880 ; du 27 mai au 28 juillet environ, inhalations de *bromure d'éthyle*. Mort, *en état de mal*, le 23 juillet 1880.

Tableau des accès depuis 1876.

	1876		1887		1878		1879		1880	
	Jour.	Nuit.	Jour.	Nuit.	Jour.	Nuit.	Jour.	Nuit.	Jour.	Nuit.
Janvier . .	19	4	17	25	30	30	13	29	27	15
Février . .	26	5	1	28	23	15	23	33	39	42
Mars. . . .	15	3	»	19	29	30	35	18	60	33
Avril. . . .	31	»	»	7	21	20	72	10	65	66
Mai	2	3	4	15	14	17	33	8	37	37
Juin	14	4	5	8	10	23	10	15	37	32
Juillet . . .	3	13	10	16	14	20	47	16	21	16
Août. . . .	8	6	15	12	14	18	28	16		
Septembre.	7	14	5	9	23	20	21	19		
Octobre . .	9	13	»	13	1	18	28	13		
Novembre .	10	16	13	35	14	24	31	16		
Décembre .	16	27	5	21	10	25	37	17		
	160	108	75	208	203	260	378	210	286	346
	268		283		463		588		532	

Les accès sont plus nombreux pendant le mois de traitement que pendant les mois correspondants des années précédentes. Mais, en tenant compte de leur augmentation progressive, nous devons constater, pendant le mois de juin, une sensible diminution de leur nombre sur les 3 mois précédents ; si nous prenons, en outre, la moyenne quotidienne du mois de juillet (1,56), nous la trouvons de beaucoup inférieure à celle des 5 mois précédents.

OBSERVATION IV.

Cont... Léon, 12 ans, entré à Bicêtre le 3 juillet 1875 (service de M BOURNEVILLE). Voir l'observation ch. IV. p. 39.

Tableau des accès depuis 1876.

	1876		1877		1878		1879		1880		1881		1882	
	Jour.	Nuit.	J.	N.	J.	N.	J.	N.	J.	N.	J.	N.	J.	N.
Janvier. .	3	2	2	11	16	33	21	60	25	40	42	26	74	23
Février. .	3	1	5	26	16	38	15	44	5	63	27	25	46	15
Mars. . .	»	4	»	27	7	46	38	51	6	51	44	36	94	19
Avril. . .	4	5	1	1	5	60	20	62	10	49	43	30	49	38
Mai . . .	5	5	4	31	8	42	24	41	25	63	27	39	80	43
Juin. . .	7	4	»	9	10	37	23	40	11	31	20	18	72	78
Juillet . .	3	7	8	19	7	14	19	18	6	20	41	21		
Août. . .	6	14	1	20	21	30	28	40	9	24	31	22		
Septemb.	6	13	4	13	21	42	9	31	21	46	26	32		
Octobre .	1	18	2	29	36	40	18	44	12	28	26	23		
Novembr.	3	9	»	34	33	43	10	46	10	25	17	35		
Décembr.	»	12	2	19	18	68	17	72	31	33	67	22		
	58	94	29	239	198	493	242	549	171	473	411	329		
	152		278		691		791		644		740			

Chez ce malade la diminution du nombre des accès a été sensible pendant le mois de juin, mais plus accusée encore pendant les mois de juillet et août. Le total des accès pour l'année 1880 a été de 644, soit 147 de moins qu'en 1879, et cette diminution porte, pour plus des 3/5 sur le deuxième semestre de 1880 (87 en moins pendant le premier semestre, et 147 pendant le second).

Observation V.

Fer..., Alphonse, 14 ans, entré à Bicêtre le 27 octobre 1873 (service de M. Bourneville).

Pas d'antécédents héréditaires. A quatre ans, on l'a trouvé dans le jardin, sans connaissance : « il avait le côté droit qui marchait, le côté gauche ne bougeait pas », la moitié gauche de la face était seule agitée. A la suite de cet accident, il resta deux à trois jours très malade et fut remis au bout de huit jours. A 5 ans, pendant la convalescence d'une scarlatine légère, il fut pris d'accès d'épilepsie ; depuis lors, les accès, aussi bien nocturnes que diurnes, ont augmenté de fréquence. Depuis son entrée, les accès ont presque toujours été plus nombreux le jour que la nuit.

Traitement : 4 gr. de *bromure de potassium* jusqu'au 25 octobre 1879 ; 5 gr. du 25 octobre au 11 mars 1880 ; 6 gr. du 11 au 23 mars ; 7 gr. du 23 mars au 1er juin 1880 ; inhalations de *bromure d'éthyle* du 1er juin au 31 juillet.

Mort, *en état de mal*, le 22 septembre 1880.

Tableau des accès depuis 1876.

	1876		1877		1878		1879		1880	
	Jour.	Nuit.	Jour.	Nuit.	Jour.	Nuit.	Jour.	Nuit.	Jour.	Nuit.
Janvier . .	12	2	36	11	»	2	37	19	50	9
Février . .	31	5	12	15	13	3	68	98	»	3
Mars . . .	37	6	12	8	19	9	1	6	196	45
Avril . . .	22	5	18	5	25	11	66	3	20	4
Mai	31	7	26	19	22	11	33	9	119	5
Juin. . . .	22	8	65	8	27	5	24	14	76	7
Juillet . . .	18	6	14	6	13	9	66	7	63	3
Août. . . .	24	4	16	7	21	18	56	22	24	13
Septembre.	48	9	18	2	24	9	67	17	148	42
Octobre . .	28	7	10	2	35	15	81	13		
Novembre.	31	15	22	9	30	12	120	13		
Décembre .	24	7	24	17	31	28	22	4		
	323	81	233	109	268	132	641	225	688	131
	409		342		392		866		819	

Le bromure d'éthyle n'a pas paru modifier la marche

des accès, qui ont été plus nombreux pendant les deux mois de juin et juillet 1880 (149) que pendant les mois correspondants de l'année précédente (111). Relevons, toutefois, une diminution notable de leur nombre pendant le mois d'août 1880 ; mais cette amélioration consécutive ne dure pas, et le malade succombe en septembre.

OBSERVATION VI

Gué..., Gilbert, imprimeur, 42 ans, entré à Bicêtre le 15 janvier 1851 (service de M. BOURNEVILLE).

Pas d'antécédents héréditaires ni personnels. Les accès ont éclaté à l'âge de 12 ans, sans cause connue. D'abord peu nombreux (10 à 20 par mois), ils ont augmenté de fréquence de 1865 à 1870 ; de 1871 à 1876 leur moyenne a été 70, environ, par mois et s'est maintenue jusqu'au 5 janvier, 1882, date à laquelle le malade a été transféré dans un asile d'aliénés.

Tableau des accès depuis 1876.

	1876		1877		1878		1879		1880		1881	
	Jour.	Nuit.	Jour.	Nuit.	Jour.	Nuit.	Jour.	Nuit.	Jour.	Nuit.	Jour.	Nuit.
Janvier. .	25	29	32	22	14	22	25	36	39	59	35	25
Février. .	41	28	37	23	13	22	19	39	31	56	28	37
Mars . . .	31	25	37	20	32	27	32	46	46	67	37	39
Avril. . .	28	17	35	27	20	15	34	37	65	50	49	37
Mai. . . .	52	27	37	23	19	28	22	46	42	60	33	23
Juin . . .	24	19	24	17	14	38	19	31	29	39	39	41
Juillet . .	25	11	21	13	27	27	21	34	24	32	50	34
Août . . .	28	20	17	7	26	45	30	43	37	36	60	29
Septembr.	30	22	8	11	32	31	21	58	41	42	36	27
Octobre. .	35	37	17	30	27	58	26	73	28	44	46	43
Novembre	26	22	17	30	28	28	14	83	37	43	44	32
Décembre	22	15	26	14	22	44	19	48	30	32	72	32
	367	273	308	237	274	385	282	574	459	160	529	409
	639		545		659		856		1019		938	

Chez ce malade, nous constatons, en 1880, une augmentation de 173 accès sur 1879 ; il n'y aurait donc pas eu amélioration. Mais, si nous faisons le relevé des accès par semestre, nous trouvons :

<pre>
  1° pour le 1ᵉʳ semestre 1879. . . .   386 accès.
              —   1880. . . .   583   —
                             Soit. . .   197 accès en
      faveur de 1875.
  2° pour le 2ᵉ semestre 1879. . . .   470 accès.
              —   1880. . . .   436   —
                             Soit. . .   34 accès en
      faveur de 1880.
</pre>

Le chiffre du gain est minime, il est vrai ; nous le considérons néanmoins comme un indice d'amélioration, ainsi que nous le montrerons ailleurs. (Voir le tableau général.)

Observation VII.

Men..., Jean, 19 ans, entré à Bicêtre le 24 février 1872 (service de M. Bourneville).

Pas d'antécédents héréditaires ni consanguinité. Le début de la maladie remonte à 1870 ; elle éclata sans cause connue, déjà l'intelligence était un peu obtuse. Ses premiers accès survenaient surtout après les repas. Inhalations de *bromure d'éthyle* pendant les mois de juin et juillet 1880.

Erysipèle de la face au mois de mai 1881. Mort de *pneumonie* le 28 juin 1881.

Tableau des accès depuis 1876.

	1876		1877		1878		1879		1880		1881	
	Jour.	Nuit.	Jour.	Nuit.	Jour.	Nuit.	Jour.	Nuit.	Jour.	Nuit.	Jour.	Nuit.
Janvier . .	6	35	»	46	7	19	18	30	10	35	9	14
Février . .	4	14	»	24	8	8	6	34	2	33	10	17
Mars . . .	5	15	»	20	2	35	9	17	7	16	14	10
Avril . . .	6	26	»	30	6	15	8	23	15	29	8	18
Mai	17	21	7	41	10	16	10	17	9	21	13	17
Juin . . .	25	24	4	9	3	9	13	20	16	10	27	32
Juillet. . .	14	6	2	13	5	6	10	16	8	2		
Août . . .	10	15	8	13	2	18	9	75	9	34		
Septembre	8	37	2	11	15	17	5	15	13	20		
Octobre . .	2	19	9	12	7	23	7	49	14	11		
Novembre	2	55	6	21	9	15	13	38	9	15		
Décembre.	13	53	4	6	14	18	5	15	19	19		
	112	320	42	246	88	149	113	349	131	245	81	108
	432		288		287		462		376		189	

Nous constatons qu'*avant* l'administration du bromure d'éthyle, les accès ont toujours été plus fréquents la nuit que le jour, tandis que *depuis*, ils ont été pendant quatre mois (juin, juillet, octobre 1880, — mars 1881) un peu plus fréquents le jour que la nuit.

Le bromure d'éthyle a modifié la marche de la maladie, non seulement pendant les deux mois de traitement (juin-juillet 1880), mais encore il y a eu amélioration pendant août ; le total des accès pour l'année 1880 a été de 376, soit 86 de moins qu'en 1879, et sur ces 86 accès en moins, 84 appartiennent au 2ᵉ semestre 1880.

OBSERVATION VIII (1).

Pass..., Charles, 14 ans, entré à Bicêtre le 24 juillet 1871 (service de M. BOURNEVILLE.

Ce malade a été soumis aux inhalations de *bromure d'éthyle*, du 3 juin au 6 juillet 1880.

Mort, *en état de mal*, le 7 juillet 1880.

(1) Cette observation a été publiée dans les *Recherches sur l'épilepsie, l'hystérie, l'idiotie*, par MM. Bourneville et d'Olier,

Roux.

Le relevé annuel de ses accès, depuis 1872 jusqu'à 1876, nous donne :

1872 . . . . . 539 accès.
1873 . . . . . 988 —
1874 . . . . . 231 —
1875 . . . . . 386 —

Tableau des accès depuis 1876.

	1876		1877		1878		1879		1880	
	Jour.	Nuit.	Jour.	Nuit.	Jour.	Nuit.	Jour.	Nuit.	Jour.	Nuit
Janvier. . .	31	11	37	»	17	14	26	14	80	19
Février . .	17	6	43	»	34	14	23	15	80	14
Mars. . . .	16	»	42	8	30	30	72	10	73	12
Avril . . .	25	»	45	15	69	46	71	11	76	15
Mai	30	»	56	7	26	21	64	9	78	14
Juin	23	»	33	2	23	11	84	11	43	13
Juillet . . .	18	1	56	»	27	8	79	15	24	5
Août. . . .	24	»	33	1	68	12	95	16		
Septembre.	16	»	49	13	25	13	74	16		
Octobre . .	24	1	35	5	12	50	92	21		
Novembre.	41	»	41	15	46	14	64	19		
Décembre .	17	»	22	26	28	15	79	27		
	283	19	492	92	405	248	823	184	384	92
	302		584		653		1007		476	

Il nous est impossible d'établir une comparaison entre les années 1879 et 1880, le malade étant mort dans le cours du traitement. Toutefois, nous relèverons, au mois de juin 1880, une diminution très notable du nombre d'accès sur le même mois de l'année 1879 ; la différence est de 39 accès, chiffre minimum des seize mois précédents.

OBSERVATION IX.

Sch..., Philippe, 15 ans, entré à Bicêtre le 16 mars 1874, (service de M. BOURNEVILLE). Voir l'observation Ch. IV. p. 44.

Tableau des accès depuis 1876.

	1876		1877		1878		1879		1880		1881		1882	
	Jour.	Nuit.	J.	N.	J.	N.	J.	N.	J.	N.	J.	N.	J.	N.
Janvier. .	3	3	5	9	6	6	»	8	10	9	6	29	22	29
Février .	10	7	4	8	3	5	4	10	8	11	6	18	1	»
Mars. . .	9	3	2	13	12	20	1	10	22	14	4	22	13	11
Avril. . .	1	4	5	17	13	30	4	5	5	5	12	10	6	16
Mai . . .	6	7	20	11	2	5	6	3	8	6	9	15	1	16
Juin . . .	2	6	2	12	»	»	4	4	35	21	30	35	6	15
Juillet . .	»	5	11	9	3	6	»	10	24	13	2	18		
Août. . .	7	3	3	2	4	9	1	4	37	10	4	8		
Septemb.	2	2	4	7	3	2	5	7	13	9	25	30		
Octobre .	8	13	13	6	»	8	4	8	11	7	2	6		
Novemb .	10	8	7	6	1	4	»	2	11	20	6	19		
Décemb..	3	15	7	5	»	8	15	6	17	5	»	8		
	61	76	83	105	47	103	44	77	188	130	106	218		
	147		188		150		121		318		324			

L'observation de ce malade nous intéresse à un double point de vue : nous examinerons, dans un autre chapitre, ce qui a trait à la *paraplégie;* quant à l'efficacité du bromure d'éthyle, elle ne paraît pas douteuse ici : en effet, pendant le mois de février, nous ne relevons qu'un seul accès, encore cet accès est-il antérieur à l'administration du bromure; pendant les dix premiers jours de mars, les inhalations sont suspendues et les accès reparaissent (22 du 1er au 10 mars); pendant les vingt derniers jours, les inhalations étaient faites régulièrement: nous constatons 2 accès, le 11 et le 12 mars, puis rien jusqu'au 12 avril suivant. Cette disparition subite des accès, survenue à deux reprises, chez ce malade, dès le début du traitement par le bromure d'éthyle, ne paraît-elle pas assez concluante en faveur de ce médicament?

OBSERVATION X.

Schw..., Achille, 14 ans, entré à Bicêtre le 3 mai 1875 (service de M. BOURNEVILLE).

Ni antécédents héréditaires, ni cousanguinité. *Notre malade*, né à 7 mois, a eu ses *premières convulsions* à 9 mois; elles auraient duré six semaines; vers 4 ans, on s'aperçut qu'il était *paralysé* du côté gauche; à 5 ans, début des *étourdissements* et des *accès*. L'intelligence a considérablement baissé. Ses parents n'ont jamais constaté de crises nocturnes; elles ont paru en 1877 et sont devenues de plus en plus fréquentes.

Traitement : *Bromure de potassium*, jusqu'au 3 juin 1880; inhalations de *bromure d'éthyle*, du 3 juin au 1er août 1880.

Bromure de potassium, de décembre 1880 à juillet 1881. *Douches*, de juillet à novembre 1881.

Tableau des accès depuis 1876.

	1876		1877		1878		1879		1880		1881		1882	
	Jour.	Nuit.	J.	N.	J.	N.	J.	N.	J.	N.	J.	N.	J.	N.
Janvier. .			37	3	63	14	43	20	79	11	67	7	34	6
Février .			21	1	73	6	66	19	78	2	34	14	29	11
Mars. . .			37	»	42	15	75	12	90	5	35	15	39	16
Avril. . .			41	1	48	24	73	2	114	»	57	4	34	1
Mai . . .	15	»	30	»	4	11	104	4	96	19	30	35	30	8
Juin . . .	30	»	22	»	8	17	79	9	104	13	26	17	29	9
Juillet . .	12	»	32	»	16	15	13	6	87	34	32	5		
Août. . .	17	»	41	1	14	22	90	1	21	9	91	2		
Septemb.	22	»	67	1	20	16	103	9	»	»	42	1		
Octobre..	31	»	13	4	49	18	118	8	»	5	44	41		
Novemb.	40	»	30	4	52	13	70	10	6	4	56	88		
Décembr.	33	»	62	2	33	32	66	3	56	2	38	12		
	200	»	433	17	502	193	900	103	731	104	567	226	116	34
	200		450		695		1003		835		793		150	

Ici le bromure d'éthyle semble avoir produit son action à distance, car pendant les mois de traitement, le chiffre des accès a été plus élevé encore que pendant les mois correspondants de l'année 1879. Subitement, l'amélioration se fait sentir, d'abord en août (30 accès), puis surtout en septembre (accès) et octobre (5), deux mois pendant lesquels le nombre d'accès a été porté au minimum depuis l'entrée du malade. — Si, maintenant, nous comparons les chiffres, nous trouvons : pour les premiers semestres 1879-80, 105 accès en faveur de 1879 ; pour les seconds, 273 accès en faveur de 1880 ; d'où un gain total de 168 accès pendant cette dernière année, gain qui porte tout entier sur le second semestre.

RÉSUMÉ.

Le tableau suivant, résumé de cinq observations publiées dans ce chapitre, est destiné à établir une comparaison entre les nombres d'accès semestriels des deux années 1879-80, et à montrer à quel degré le bromure d'éthyle a exercé son action sur la marche de l'épilepsie. Ainsi nous avons dû nous borner à prendre, parmi les observations anciennes, celles dont les malades ont vécu au moins jusqu'au 1ᵉʳ janvier 1881. Quant à l'observation de Sch..., elle est plutôt destinée à montrer l'influence immédiate du bromure d'éthyle, qu'à servir de base à une comparaison :

Mén...
    1879 : 462 accès. | 86 accès en faveur de 1880.
    1880 : 376 — .

    1879 : 1ᵉʳ semestre. 205 accès.   2ᵉ semestre. . . 257 accès.
    1880 : — 203 —   — 173 —

        Différence. . . 2 —   plus 84 — en
faveur de 1880.

Schw...
    1879 : 1003 accès. | 168 accès en faveur de 1880.
    1880 : 835 —

    1879 : 1ᵉʳ semestre. 506 accès.   2ᵉ semestre. . . 497 accès.
    1880 : — 611 —   — 234 —

        Différence. . . 105 — en fav. de 1879, moins 273 — en
faveur de 1880.

Bonn...
    1879 : 465 accès. | 188 accès en faveur de 1880.
    1880 : 277 —

    1879 : 1ᵉʳ semestre. 247 accès.   2ᵉ semestre. . . 218 accès.
    1880 : — 168 —   — 109 —

        Différence. . . 79 —   plus 108 — en
faveur de 1880.

Cont... { 1879 : 791 accès. } 147 accès en faveur de 1880.
{ 1880 : 644 — }

1879 : 1ᵉʳ semestre. 439 accès.   2ᵉ semestre. . . 352 accès.
1880 :   —   379 —   —   265 —

Différence. . . 60 —   plus 87 — en faveur de 1880.

Gué... { 1879 : 846 accès. } 173 accès en faveur de 1879.
{ 1880 : 1019 — }

1879 : 1ᵉʳ semestre. 386 accès.   2ᵉ semestre. . . 470 accès.
1880 :   —   583 —   —   436 —

Différence. . . 197 — en fav. de 1879, moins 34 — en faveur de 1880.

Cet exposé nous montre que :

1° Toujours le nombre d'accès, survenus pendant le second semestre de l'année 1880, a été inférieur à celui du semestre correspondant de l'année précédente.

2° Chaque fois qu'il y a eu, en 1880, moins d'accès qu'en 1879, cette diminution a porté *surtout* sur le second semestre 1880.

3° Chaque fois que le chiffre des accès a été supérieur en 1880, on constate que cette augmentation porte tout entière sur le premier semestre, tandis qu'il y a diminution sur le second

4° Enfin, dans un cas (Schw...), nous relevons pendant le premier semestre 1880, un nombre d'accès de beaucoup supérieur à celui du premier semestre 1879 ; néanmoins, pendant le deuxième semestre 1880, le gain, non seulement a égalisé les pertes du premier semestre, mais encore les a compensées largement, de façon à donner, pour l'année 1880, un total d'accès de beaucoup inférieur à celui de 1879.

CHAPITRE III.

Du traitement de la manie par le bromure d'éthyle.

Les propriétés du bromure d'éthyle, bien constatées par son emploi prolongé chez plusieurs épileptiques du service, ont conduit M. Bourneville à penser que, dans la manie, ce médicament pourrait rendre des services. Durant la préparation de ce travail, deux malades ayant été pris d'*accès de manie*, M. Bourneville les a soumis au traitement par le bromure d'éthyle, continué pendant tout le temps qu'ont pu durer leurs accès : c'est ainsi que nous avons pu étudier de près l'action de cet agent thérapeutique sur la manie.

Nous allons rapporter ces deux observations. La première est relative à un cas de *manie épileptique*.

OBSERVATION XI.

Epilepsie. — Pas d'antécédents héréditaires. — A 1 an, premières convulsions ; à 11 ans, premier accès. — Vertiges fréquents. — Fracture de jambe. — Excitation maniaque. — Bromure d'arsenic. — Douches. — Bromure d'éthyle. (1)

Bougr... André, 19 ans, entré à Bicêtre le 1ᵉʳ novembre 1879 (service de M. BOURNEVILLE).

---

(1) Pour ce qui concerne les *antécédents* et l'observation jusqu'au 1ᵉʳ avril 1880, voir Séglas : *De l'influence des maladies sur la marche de l'épilepsie*, Th., 1880 ; — et pour le traitement par le bromure d'arsenic et les *douches*, voir Bricon : *Du traitement de l'épilepsie*. Th., 1882.

Etat actuel. — 20 août 1881. *Tête* régulière, sans prédo-
minance des régions pariétales ou occipitales; oreilles un
peu écartées, lobules assez distincts; l'oreille droite présente de petits nodules cartilagineux de la grosseur d'un
grain de millet; front assez haut, bombé; bosses frontales
peu saillantes; arcades sus-orbitaires assez prononcées;
légère dépression sus-orbitaire.

Circonférence passant par les bosses frontales . .	54 cent.
— de la racine du nez à la protubérance occipitale.	33 cent.
1/3 — d'une oreille à l'autre.	30 cent.
Diamètre antéro-postérieur.	185 mill.
Grand diamètre transversal.	146 mill.
Petit — —	114 mill.

Yeux : iris bleu; pas de lésions oculaires; *nez* aquilin;
bouche moyenne; *lèvres* assez épaisses; *face* ovale; *cou*
assez long, régulier; *thorax* bien conformé; *membres
supérieurs* et *inférieurs*, réguliers et bien développés.

Système cutané : cheveux châtains, assez abondants;
sourcils larges; cils longs; moustache naissante; peu de
poils à l'aisselle; léger duvet sur le tronc; pubis assez
bien fourni; au cou, quelques glandes et de nombreux
nœvi. Peau blanche; entre les deux épaules elle est brune et
parsemée d'ilôts blancs, ressemblant à des cicatrices consécutives à l'application d'huile de croton. Cicatrices de
ventouses à l'épaule droite. Cicatrice ovale au niveau du
tiers supérieur du tibia droit.

Organes génitaux. Verge assez petite; testicules descendus; prépuce normal; onanisme de temps en temps; n'aurait jamais eu de rapports sexuels.

Fonctions digestives. Arcades dentaires bien rangées;
voûte palatine assez profonde, piliers, luette, amygdales
normaux; la langue présente une série de cicatrices anté-
rieures qui divisent sa pointe en trois lobes dont le plus
volumineux et le plus saillant est le moyen; les deux latéraux sont égaux. Appétit bon; parfois régurgitations muqueuses que le malade attribue au besoin de manger.

Digestion bonne, garde-robe tous les deux ou trois jours. *Foie, rate* normaux. *Poumons* : quelques râles ronflants disséminés dans la poitrine, plus nombreux à droite. *Cœur* normal. Rien du côté de la *sensibilité générale ou spéciale*. Réflexe tendineux assez prononcé des deux côtés. Intégrité des sens spéciaux. *Parole* libre. Intelligence médiocre ; Bougr... n'est ni méchant, ni grossier ; il est assez affectueux.

1880. 8 *février*. Dans un vertige, Boug... s'est fracturé les deux os de la jambe gauche ; dans l'après-midi, deux accès ; dans la nuit, *légère excitation* consistant en un bavardage incessant sur sa fracture et les malades.

12 *février*. Très tranquille. Il semble que le traumatisme ait déterminé un accès de *manie* : cela paraît d'autant plus probable que *jusqu'alors jamais il n'a présenté d'excitation maniaque*. Bromure d'arsenic, 10 milligr.

15 *mars*. Agitation depuis hier ; on est obligé de le camisoler (1.)

1ᵉʳ *avril*. L'agitation a disparu depuis le 25 mars environ.

22 *juin*. Cet enfant présente un état presque continuel d'excitation maniaque. Ces crises de manie aiguë le prendraient environ tous les quinze jours et dureraient trois à quatre jours.

1881. 5 *juillet*. Hier, pendant qu'il travaillait au marais, Boug... sur les conseils de ses camarades, s'est sauvé de Bicêtre.

7 *juillet*. Le malade a passé la nuit du 4 au 5 à errer dans les rues de Paris ; dans la journée du 5 ayant pris le chemin de Saint-Cyr, il aurait rencontré quatre vagabonds auxquels il se serait joint : ils auraient passé ensemble la nuit du 5 au 6 jusqu'à une heure du matin ; à ce moment, pendant qu'ils maraudaient dans un champ d'artichauts, ils furent surpris par le garde-champêtre de Saint-Cyr, qui,

---

(1) L'absence de cellules et de chambres d'isolement dans le service, oblige M. Bourneville, à son grand regret, de recourir en pareil cas, à la camisole.

pour les effrayer, tira un coup de fusil en l'air ; les quatre vagabonds s'enfuirent, Boug... resta seul. Le garde n'eut pas de peine à s'en emparer, l'emmena à Saint-Cyr, où il lui fit passer la journée du 6 ; interrogé où il allait, notre malade répondit qu'il allait « à Tours rejoindre sa mère qui était partie de Paris en ballon parce que Paris était en feu.» Le garde reconnaissant qu'il avait affaire à un fou, le ramena à Bicêtre.

Ce matin, à la visite, il est encore un peu exalté, mais semble avoir conservé parfaitement le souvenir de ce qui lui est arrivé et de ses hallucinations ; il raconte son expédition, prétend avoir vu « la mer, les gens de Paris partis dans des boules, des flammes rouges, etc. »

22 juillet. Boug... nous dit que son premier accès d'épilepsie est survenu à Vanves, pendant une distribution de prix, sous l'influence de la chaleur et d'une insolation. Il se masturbait de temps en temps ; il espère guérir quand il aura 20 ans.

8 août. On continue le *bromure d'arsenic. Douches.*

14 octobre. Suppression du *bromure d'arsenic.* Continuation des *douches.*

31 octobre. Cessation des *douches.* Un *bain* tous les deux jours.

1882. 30 janvier. Ce malade a eu, jusqu'au milieu du mois de décembre dernier, des alternatives d'*excitation maniaque,* de *divagation* et de calme. Depuis un mois environ il a été tranquille, à tel point qu'on l'a envoyé à l'atelier.

6 février. Agitation maniaque depuis ce matin. A la visite, inhalation de *bromure d'éthyle* (5 minutes).

19 février. Depuis le 7 du mois jusqu'à hier soir, le calme s'est maintenu, sauf un peu d'incohérence. Depuis hier soir, une nouvelle période d'agitation a commencé ; Boug... crie, chante, se frappe avec les poings sur la face et la poitrine, se jette à bas de son lit. A 11 h. 1⎸2, étant à déjeuner, il a voulu se donner des coups de couteau dans la poitrine. *Bromure d'éthyle.*

23 *février*. Le calme est revenu depuis hier, mais il reste encore de l'incohérence dans les idées et les gestes ; la physionomie est hébétée. Les inhalations de bromure d'éthyle sont continuées.

26 *février*. Cessation des *inhalations* ; Boug... est calme.

1er *avril*. Notre malade a été repris d'agitation du 25 au 28 mars ; toutefois l'excitation a été beaucoup moins vive ; et de moins longue durée que la période du mois de février. Boug... est renvoyé à l'atelier. *Douches*.

25 *mai*. Du 13 au 15, légère excitation caractérisée par des chants et par de l'incohérence. Le malade passe quelques jours à l'infirmerie et retourne à l'atelier le 20 mai.

10 *juin*. Boug... est tranquille, travaille. On continue les *douches*.

A première vue, le bromure d'éthyle ne semble pas avoir exercé une bien grande influence sur l'accès *de manie*, puisque nous constatons une période d'excitation très intense pendant la durée même du traitement ; nous devons toutefois, faire remarquer que, depuis 2 jours, les inhalations avaient été suspendues. Si, maintenant, nous envisageons, non plus l'accès, mais la marche générale de la manie, nous voyons que, depuis le début de la maladie (février 1880), sauf pendant le mois de janvier 1880, Bougr... est resté, alternant, à de courts intervalles, entre l'excitation maniaque la plus violente, contre laquelle on était obligé de recourir aux moyens de contention, et le délire tranquille avec incohérence et divagations. Au contraire, depuis le 1er mars 1882, nous relevons au 20 juin deux accès de manie de courte durée (2 jours) et de très faible intensité, en dehors desquels le malade retourne à l'atelier. En un mot, depuis l'administration du bromure d'éthyle, les accès se sont éloignés et ont diminué d'intensité. Devons-nous mettre cette amélioration au compte du bromure d'éthyle ? Quoi qu'il

en soit, alors même qu'on voudra n'y voir qu'une coïnci-
dence, le résultat mérite de fixer l'attention, et doit
encourager à prescrire ce médicament dans la manie.

La seconde observation est relative à la *manie idiopathique*.

Observation XII.

*Mélancolie. — Manie. — Père et mère migraineux. —
Cousin maternel épileptique. — Tante maternelle cho-
réique. — Bromure d'éthyle. — Guérison.*

Coud... Hyppolite, 16 ans, monteur en bronze, entré à
Bicêtre le 10 avril 1879, sorti le 23 septembre 1880, rentré
le 28 novembre 1881 (service de M. Bourneville).

Renseignements fournis par sa mère (17 janvier 1882). —
Père, monteur en bronze, mort à 75 ans, après 3 semaines
de maladie : il ne pouvait plus manger, le médecin a dit
qu'il était « usé » ; il avait conservé sa raison ; il était sobre,
ne fumait pas ; *migraines* jusqu'à 20 ou 25 ans ; à diverses
reprises, *eczéma* sur tout le corps. — La personne qui nous
renseigne est sa troisième femme ; de la première il eut un
enfant, mort de la poitrine à 28 ans ; de la seconde, six
enfants dont cinq sont morts de la poitrine ; l'autre a 34 ans,
il est *rachitique* et *louche*.

[*Père*, aubergiste, mort des suites d'un coup à la tête : on
croit qu'il était sobre. — *Mère*, morte à un âge avancé,
on ne sait de quoi. — Deux *frères* : l'un mort à 78 ans,
« de vieillesse, mais il était paralysé depuis trois ans » ;
l'autre est mort à 70 ans, d'accident. — Une *sœur*, morte
à 80 ans, n'était pas en enfance, ni paralytique. — Pas
d'aliénés ; pas d'épileptiques ; une tante maternelle était
rachitique et impotente ; pas de déformés ; pas de suici-
dés ; pas de criminels.]

Mère, 52 ans 1⁄2, coloriste puis doreuse pour l'impres-
sion ; assez intelligente ; sourde depuis l'âge de 45 ans ; n'a

pas eu de vertiges ni d'attaques de nerfs ; elle a une sorte de *tic* qui consiste en un petit *oue oue* durant quelques secondes ; pas de maladies de peau ; aurait eu des *migraines* depuis l'âge de 10 ans jusqu'à 34 ans, époque où elle s'est mariée, et a eu les premiers rapports sexuels ; ces migraines s'accompagnaient souvent de vomissements et duraient 12 à 24 heures ; elles ne disparaissaient qu'après le coucher ; les rapports sexuels les ont fait considérablement diminuer, depuis la ménopause (50 ans) elles ne reviennent plus que très rarement et à l'occasion de contrariétés, pas de maladies graves.

[*Père*, fumiste, mort d'un asthme, à 70 ans, pas d'accidents nerveux ; excès de boissons, mais après la naissance de sa fille. — *Mère*, ménagère, morte à 40 ans, de la poitrine ; pas d'attaques de nerfs ; 7 frères dont 4 morts en bas âge, on ne sait de quoi ; des 3 autres, un seul est vivant ; des 2 autres, l'un est mort de la poitrine, à 28 ans, à la suite « de la noce » ; le dernier a été tué pendant la guerre de 1870-71 ; deux *sœurs*, une est morte, à 6 semaines, on ne sait de quoi ; l'autre est âgée de 46 ans, bien portante mais a eu la *danse de St-Guy* de 11 à 14 ans et vers 18 ans ; elle a deux enfants dont l'un a eu une *maladie nerveuse*, qui consistait en *attaques de nerfs* (à l'hôpital Trousseau on a dit qu'il était épileptique), il a 12 ans ; ses attaques ont débuté à 4 ans ; depuis deux ans il n'en aurait pas eu. Pas d'aliénés ; pas de consanguinité. Trois enfants : 1° notre malade ; 2° un garçon bien conformé, mort à 7 ans, de la scarlatine, dans des *convulsions* ; 3° un garçon âgé de 14 ans, intelligent, n'a pas eu de convulsions, a été pris, à 2 fois, de rhumatisme articulaire ; très chétif, a eu deux pleurésies.

Notre malade. — *Grossesse* bonne ; accouchement à terme, mais laborieux par suite du séjour prolongé de la tête dans l'excavation ; la mère ne peut dire si, à la naissance, son enfant était cyanosé, ce qu'elle sait, c'est que la sage-femme l'a secoué, frotté ; il était gros. Elevé au sein,

en nourrice, il aurait eu, durant ce temps, la petite vérole ;
à 11 mois, repris par ses parents, en bonne santé. Il a marché à 17 mois ; parlé vers un an ; a été propre à 18 mois ;
les dents seraient venues en temps ordinaire. Envoyé à
l'école, il apprenait facilement par cœur, mais ne paraissait pas bien comprendre. Mis en apprentissage, à 12 ans,
comme monteur en bronze, il apprenait passablement,
mais il s'ennuyait ; il ne savait pas ce qu'il voulait. Vers
l'âge de 13 ans, il ressentait, de temps en temps, des douleurs passagères dans la tête ; à 14 ans débuta sa maladie :
le 1ᵉʳ janvier 1879, on remarqua un certain degré *d'excitation* attribué à ce qu'on l'avait fait boire un peu ; le lendemain, rien. Vers le milieu du mois de février, on s'aperçut qu'il s'éveillait la nuit et parlait, disant que les voisins
faisaient du bruit, qu'on venait frapper à la porte, alors il
appelait. Ces accidents se répétèrent pendant trois ou
quatre nuits ; depuis, la santé physique s'est altérée, il a
maigri, jauni ; il s'imaginait qu'on lui faisait des misères à
l'atelier, qu'on lui jetait de l'eau sur son feu, qu'on lui abîmait ses outils. Un jour, il avait « pleuré tout le temps, »
en rentrant chez lui, il se plaignit de toutes les méchancetés qu'on lui faisait ; dans la nuit suivante, il fut pris
d'agitation violente, à tel point qu'il fallut plusieurs personnes pour le maintenir. On crut à une fièvre muqueuse ;
admis, un lundi, à l'hôpital Trousseau, il fut envoyé à
Ste-Anne, le jeudi suivant ; il y passa six semaines environ,
pleurant sans cesse, parlant de mourir et restant tout
engourdi. Il y fut pris d'agitation ; c'est alors qu'il fut
dirigé sur Bicêtre (10 avril 1879), d'où il sortit guéri le 23
septembre 1880.

On n'a jamais observé d'accès de haut mal, ni de convulsions. A 9 ans, *abcès* volumineux de la région occipitale,
ouvert à la Charité où on a trouvé l'abcès extraordinaire,
la cicatrisation fut rapide ; quelques légères ophtalmies ;
pas d'otites ; pas d'engelures. Rougeole à 3 ans ; pas de
vers ; on ne croit pas qu'il ait eu des habitudes d'onanisme.
Vers 12 ou 13 ans, il aurait eu des rapports avec une cou-

sine de 11 à 12 ans, dont il devint jaloux quand elle ne voulut plus de lui.

Depuis sa sortie de Bicêtre (23 septembre 1880) jusqu'au 21 novembre 1881, il allait assez bien, toutefois il n'était presque jamais gai, d'autrefois il jouait comme un enfant; tantôt il avait la passion du gymnase, tantôt celle des bains; il faisait des économies afin de s'habiller pour aller au bal; un jour d'août (1881) on le fit boire et dépenser ses économies. Du 23 septembre au 25 novembre, jour de sa rentrée à Ste-Anne, il a travaillé, d'abord comme homme de peine, puis comme quincailler, enfin il s'était remis monteur en bronze.

Le 21 novembre, étant à l'atelier, il fut pris d'agitation et ne put travailler; le soir, il est rentré calme, mais ayant bu un peu; bientôt il se mit à divaguer, but un grand verre de vin : il était très altéré; la nuit fut assez tranquille.

Le 22, il déclare ne plus pouvoir travailler, va se promener avec un ami, se moque de tout le monde; à sa rentrée (il n'avait pas bu), l'agitation augmente au point qu'il brise des objets; il donne un soufflet à son frère aîné; au lit, il parle et chante. Il accuse une soif vive, il boirait de tout. Le 23, il est sorti, est allé se promener seul, aurait marché beaucoup, sans vouloir manger, mais boire. Le 24, l'agitation persiste, il se livre à des extravagances; parti à midi, après avoir longtemps marché, il s'est rendu chez son frère à 1 heure du matin; il avait jeté son porte-monnaie, déchiré son pantalon. Le lendemain, 25 novembre, l'agitation continuant, il fut conduit à Ste-Anne, puis ramené à Bicêtre, le 23 novembre 1881.

Etat actuel. 29 *novembre* 1881. Poids 45 k. 750 gr.; taille 1 m. 56. La *tête* est régulière, les bosses frontales saillantes, égales des deux côtés; les bosses occipitales un peu prononcées; le front large, mais fuyant. La *face* est régulière; les arcades dentaires peu saillantes. Les yeux bruns, les pupilles égales et contractiles; pas de strabisme. Le *nez* est long, aquilin, la pointe un peu déviée du côté droit. Les *oreilles* petites, écartées de la tête. La *bouche* moyenne ; les lèvres assez épaisses. Le *maxillaire supérieur* est régulier ; les dents sont assez bien plantées. Le *maxillaire* inférieur est régulier, la dentition complète, saine. *Menton* fuyant, voûte palatine assez profonde, voile du palais, amygdales et piliers réguliers et symétriques, luette normale.

Circonférence de la base du crâne	8.55 cent.
Diamètre antéro-postérieur.	0.17 cent.
Diamètre transversal (au-dessus des oreilles).	8 14 cent.

Cou assez large, pas de cicatrices ni de ganglions. *Thorax* bien conformé. *Epine dorsale* droite.

Membres supérieurs et *inférieurs* bien conformés ; *voûte* plantaire assez prononcée, *peau* assez blanche, *cheveux* châtains foncés, très fournis ; *barbe* naissante ; poils aux aisselles, au pénil et sur les jambes. Trois cicatrices de vaccin bien développées, à chaque bras.

Organes génitaux. Verge assez développée ; pas de phimosis, testicules normaux, n'avoue pas d'onanisme ; aines intactes.

Poumons. Sommet droit douteux. *Cœur.* Battements réguliers, pas de souffle.

Digestion facile, selles normales et régulières. Foie et rate normaux.

Sensibilité générale conservée, pas d'exagération des réflexes. Pas de troubles ni d'affaiblissement des *sens spéciaux.*

Interrogé sur ce qui lui est arrivé, il prétend qu'on lui faisait des misères dans son atelier, que ses camarades l'injuriaient, le taquinaient, qu'on le payait moins que les autres. Il ne paraît pas avoir d'hallucinations de la vue, ni des autres sens. L'appétit est bon, pas d'idées de persécutions, il prétend bien qu'on a altéré ses médicaments, ce qui aurait eu pour conséquence de lui faire « moisir les parties » ; mais cette conception paraît plutôt fantaisiste que réellement morbide.

Il est assez calme, les réponses sont nettes, assez bien enchaînées ; la mémoire est bien conservée : il donne des renseignements sur son premier séjour, et reconnaît les enfants qui étaient à Bicêtre de son temps. Pas de période de tristesse ni d'excitation.

Traitement : Deux bains par semaine ; gymnastique, école, serrurerie.

13 *décembre.* Il ne fait plus de grimaces comme à son entrée ; son langage n'est plus excité ; il demande posément ce dont il a besoin. De temps en temps il se plaint de douleurs temporales : « ce n'est presque rien. » Pas d'hallucinations ; pas d'idées de persécution ; il prétend que dans son atelier, ses camarades lui détrempaient ses outils. La nuit il rêve quelquefois, mais pas de cauchemars ; il se réveille plusieurs fois. Fonctions digestives bonnes.

31 *décembre.* Depuis trois ou quatre jours, ce malade est très agité. D'abord il a commencé à désobéir, à ne rien faire, à parler fort en classe ; on a dû l'envoyer à l'infirmerie. Là, il ne peut rester en place, crie, vient, remue, rit, chante, pleure, dit qu'on le guillotine, fait des monologues ; il adresse des discours au peuple, parle de médecine, du rachitisme, de chirurgie, de bras cassé, d'opération avec des canifs, etc. D'autres fois, il se déshabille rapidement et complètement. D'ailleurs, il n'est pas méchant ; est toujours autour des personnes du service et paraît rechercher la société. Aucun trouble de la sensibilité, ni de la motilité. Les pupilles sont normales, égales. La figure est enluminée. Coud... n'accuse pas de céphalalgie. L'appétit est bon, la soif modérée, la langue bonne.

Les nuits sont paisibles, au début il paraissait avoir des visions. Pendant le jour, il semble voir des ennemis imaginaires qui ont des masques et lui parlent ; il est impossible de démêler si ces ennemis sont imaginaires, ou s'il veut parler des personnes du service qui lui ont mis la camisole ; d'ailleurs, il ne les voit pas pendant la nuit. A certains moments, il est insolent, tutoie tout le monde.

Roux.   3

Traitement : Bains prolongés ; hydrate de chloral, 4 gr. Purgatif avec deux verres d'eau de sedlitz.

13 janvier. L'excitation persiste ; tantôt il crie, fait le marchand de journaux, tantôt il chante des chansons obcènes, va, vient dans la salle. La physionomie est gouailleuse, les réponses ironiques ; il vole le pain des malades, les aliments des veilleuses ; bouscule les autres enfants quand ils le contrarient ; l'agitation continue pendant la nuit : pas d'onanisme. Il mange avec voracité. Les pupilles sont dilatées, égales et peu contractiles ; par moments, la face est fortement congestionnée. Même traitement et de plus, injections de morphine (1 centigr.)

1882. *18 janvier*. Le malade est toujours agité. On a dû le faire passer à l'infirmerie des adultes, parce qu'il adressait des paroles obcènes aux infirmières de l'infirmerie des enfants. Surpris, aux cabinets, se masturbant avec un enfant plus jeune que lui, il aurait dit : « on m'enlève celui-là, j'en trouverai bien un autre. »

26 janvier. Hier soir on lui a fait une injection de 3 centigr. de morphine et donné un julep avec 4 gr. de chloral. La nuit a été tranquille ; ce matin il est beaucoup plus calme, répond assez bien aux questions, reconnaît tout le monde. On l'interroge sur ses antécédents, il se montre très réservé en ce qui concerne ses relations avec sa cousine. Parfois rire moqueur ou réponses ironiques. Bains et chloral.

27 janvier. Hier, dans l'après-midi, l'agitation s'est traduite par des mouvements désordonnés, des chants, sans violences ; la nuit a été bonne ; ce matin il est calme.

30 janvier. Il est maintenant plus tranquille ; les deux dernières nuits ont été excellentes ; il prétend qu'il avait envie de chanter ; nous dit qu'il souffrait de la tête et indique la région occipitale : pas d'hallucinations ; physionomie égarée ; pupilles dilatées. Bain d'une demi-heure ; julep avec 4 gr. de chloral ; suppression des injections sous-cutanées.

31 *janvier*. Coud... a été agité pendant toute la nuit ; il faisait de grands gestes, pas de violences.

1er *février*. Excitation persistante, mais moins accusée; divagations par moments ; il aide à travailler dans le dortoir. Il fronce les sourcils lorsqu'on l'interroge.

9 *février*. L'agitation a duré hier toute la journée ; le soir, julep avec 4 gr. de chloral et injection de 3 centigr. de morphine. La nuit a été bonne. Ce matin, l'agitation a recommencé vers 6 heures et continue au moment de la visite. A 10 h. 25, inhalation de *bromure d'éthyle*; au bout de deux à trois minutes, la résolution est complète ; après cinq minutes, bien que l'inhalation ait continué, le malade se met à bavarder, parle de cieux, de mère, etc.; on cesse l'inhalation.

10 *février*. Hier, à partir de l'inhalation, calme ; après le déjeuner, de 4 à 6 heures, il s'est endormi. A 6 heures, nouvelle inhalation de 5 minutes. Le soir il a pris son chloral et on lui a fait une injection de morphine (2centigr.) La nuit a été bonne. Ce matin il est encore paisible, mais la physionomie reste égarée. Inhalation de *bromure d'éthyle* pendant 5 minutes; pas de résolution complète.

11 *février*. Calme pendant toute la journée d'hier; le soir, à 6 heures, inhalation de 5 minutes. La nuit a été tranquille jusqu'à 4 heures du matin ; à partir de là jusqu'à 9 heures, l'agitation a recommencé : cris, chants, bavardage. A 9 h. 1/2, le calme a reparu ; à 10 h. inhalation de *bromure d'éthyle*.

12 *février*. Hier, il a passé une bonne journée et a dormi. Ce matin, un peu d'agitation sur place, tendance aux larmes, il dit que « ça lui fait du bien de pleurer, » Inhalations de *bromure d'éthyle*.

13 *février*. La journée d'hier a été bonne; la nuit calme. Ce matin à la visite, il pleure. Au bout de 5 minutes d'inhalation, la résolution est complète.

Avant l'inhalation . . . . P. 96; R. 25.
Pendant   —   . . . . P. 120; R. 25.

14 *février*. Le calme se maintient. Inhalation de 5 minutes. Pendant les deux premières minutes, il parle d'ange gardien, ainsi-soit-il, puis résolution.

Avant l'inhalation . . . . . .   P. 85: R. 28; T. 37°,6.
Pendant   —   . . . . .   P. 120); R. 34.
Immédiatement après . . . .   T. 37°,2.

15 *février*. Le malade continue à être calme. Inhalation le matin.

16 *février*. Même état. Il répond bien aux questions : ne fronce plus les sourcils. Inhalation de 5 minutes sans période d'excitation bien marquée ; pendant cette période, la respiration devient entrecoupée, nous retirons la compresse. A son réveil (5 minutes après), il chante, parle de palais, de voyage qu'il voudrait faire dans les pays chauds.

Avant l'inhalation . . . . . .   R. 26; P. 86; T. 37°,7.
Pendant   —   . . . . .   R. 32; P. 138. "
Après   —   . . . . .   T. 37°,3.

17 *février*. Le calme se maintient. Coud... est allé à l'école et à la gymnastique, ce matin. Inhalation de bromure d'éthyle à 10 heures.

23 *février*. C... va bien ; depuis le 17 février, les inhalations de bromure d'éthyle ont été supprimées.

28 *février*. Le malade va toujours bien ; il a engraissé ; ses joues sont pleines et colorées.

9 *mars*, Vaccin humain au bras gauche, vaccin de génisse au bras droit.

14 *mars*. Vacciné sans résultat. Hydrothérapie à partir d'aujourd'hui.

15 *juin*. Coud... sort de Bicêtre ; depuis le mois de février, l'agitation n'a pas reparu ; l'enfant envoyé à l'école a fait des progrès très sensibles. Ses joues sont colorées, bien remplies. Poids : 55 kil. taille 1 m. 57 c.

La manie, avec la plupart de ces caractères classiques, s'observe de temps en temps chez les enfants ; l'observation qui précède en est un bel exemple. Ici, plus encore que dans le cas de manie épileptique, les inhalations de bromure d'éthyle nous ont donné un bon résultat : en effet, l'enfant est sorti guéri, pensons-nous, n'ayant présenté aucun accès de manie, du 15 février au 15 juin.

Ces deux observations restent donc en faveur du bromure d'éthyle, et montrent les avantages que l'on peut retirer de ce médicament dans le traitement de la manie.

CHAPITRE IV

De deux cas de paraplégie attribuée au bromure d'éthyle

MM. Bourneville et d'Olier, en indiquant (*Progrès médical*, 26 mars 1881) ce qu'il est advenu de leurs malades soumis au traitement par le bromure d'éthyle, rapportent qu'un « idiot épileptique a été atteint, en juillet 1880, dans le cours même du traitement, d'un affaiblissement des membres inférieurs ; en même temps il y avait fièvre, inappétence, et quelques jours après, on constatait une *paraplégie complète*. — Aucune convulsion n'a été notée ; la paraplégie a diminué peu à peu par l'exercice, et actuellement (mars 1881), l'enfant se tient sur les jambes et marche soutenu par les mains. Son état général est d'ailleurs excellent ; il n'existe aucune déformation ni changement de volume des membres qui sont très volumineux. Est-ce au *bromure d'éthyle* qu'il faut rapporter ces accidents, en d'autres termes, s'agit-il là d'une paraplégie toxique ? Nous l'ignorons. Quoi qu'il en soit, nous devions signaler cette affection intermittente. »

Il était, en effet, permis de rester dans le doute en présence de ce seul cas ; mais, un des malades du service, ayant présenté, dans les mêmes conditions, les mêmes accidents, M. Bourneville a rapproché ce fait du précédent et nous a engagé à les publier ensemble, de façon à montrer qu'ils sont bien le résultat d'une intoxication lente par le bromure d'éthyle. Nous regrettons de ne pouvoir, pour le moment, utiliser les riches ressources de l'anatomie pathologique, et nous nous bornerons à démontrer, par exclusion de toute autre cause, que nous avons bien affaire à deux cas de *paraplégie toxique.*

OBSERVATION XIII.

Epilepsie. — Idiotie. — Père alcoolique.— Mère migraineuse. — Premières convulsions à 10 mois. — Premier accès vers 2 ans et demi. — Bromure de potassium. — Bromure d'éthyle. — Paraplégie.

Cont... Léon, [12 ans, entré à Bicêtre le 3 juillet 1875 (service de M. BOURNEVILLE).

Antécédents fournis par son père et sa mère, 25 avril 1882. — Père, 39 ans, serrurier, ne fait pas d'excès de boisson; pas de dermatoses ni d'affections ne rveuses. [*Père,* tué dans une carrière, alcoolique ; — *mère,* blanchisseuse, morte de la poitrine à 33 ans; un *frère,* mort à Sainte-Anne en mars 1880, eut cinq enfants, dont trois sont morts, deux de *méningite,* l'autre de maladie non nerveuse ; quant aux survivants, ils sont bien portants, mais très impressionnables.]
Mère, 36 ans, mariée à 18 ans, blanchisseuse ; très nerveuse, sujette à des *migraines* qui durent 12 heures et reviennent toutes les semaines ; elle en souffre depuis 10 ans; étant jeune fille, elle avait de fréquents maux de tête ; à 24 ans, *eczéma* de la tête et de la face ; *névralgies* dentaires ; érysipèle ; ne croit pas avoir eu de convulsions. — [*Père,* 76 ans, maçon, fait quelques excès alcooliques. — *Mère,* blanchisseuse, morte à 58 ans, en 8 jours, d'une *affection cérébrale avec paralysie de la langue* sans paralysie des membres ; sujette à des céphalalgies. Le reste de la famille ne présente rien de particulier.] Pas de consan-

guinité. Deux enfants : 1° notre malade; 2° un garçon de 13 ans bien portant, qui n'a pas eu de convulsions.

Notre malade. — *Grossesse* rendue pénible jusqu'à 4 mois et demi, par les vomissements ; accouchement naturel, à terme ; à la naissance, rien de particulier ; élevé au biberon, en nourrice ; repris à 9 mois « il avait la tête pleine de mal. » — Les premières convulsions se montrèrent à 10 mois : C... resta 7 à 8 heures sans reprendre connaissance, les yeux tournés, les *bras raides*, les mâchoires contractées, la bouche écumant mais sans secousses ; le médecin a appelé cela des « convulsions internes. » Le surlendemain *nouvelles convulsions* durant quelques minutes et revenant à plusieurs reprises. Pendant les deux mois suivants, rien; puis, troisième attaque de *convulsions* qui ont coïncidé avec l'apparition de la première dent. A partir de cette époque, les convulsions se seraient reproduites très souvent, à chaque dent, croit-on. Depuis l'âge de 2 ans, elles ont été quotidiennes (trois ou quatre fois par jour) ; vers l'âge de 2 ans et demi, l'enfant prévenait sa mère de l'arrivée d'un accès ; alors on le soutenait, il perdait connaissance, se raidissait, puis survenaient quelques secousses égales dans les quatre membres; un peu de stertor. miction involontaire; finalement, sommeil de quelques minutes. De 2 ans et demi à 6 ans, accès quotidiens, se reproduisant deux et trois fois en 24 heures, surtout pendant le jour. A 6 ans, on voulut mettre C... à l'école, mais on ne put le garder à cause de ses crises. De 6 à 9 ans, ses parents lui apprirent à lire et à écrire un peu ; il était caressant, mais obstiné, colérique; il n'avait *pas de peurs*. Pas de folie *præ* ou *post* épileptique ; quelquefois pourtant, et, durant 2 minutes environ après un accès, il paraissait égaré, semblait chercher, se frappait le front. Onanisme probable; voracité habituelle; quelques vers. Rougeole à 4 ans, hoquet avant les convulsions; il eut à diverses reprises, quelques manifestations scrofuleuses; de 8 à 9 ans, ophtalmie double avec taies : il ne voyait pas à se conduire.

Placé à Bicêtre à 9 ans, on prétend qu'alors il était encore

« très intelligent ». A 11 ans, varioloïde, avant laquelle il aurait eu 42 accès en 12 heures. Quelque temps après, au gymnase, il aurait mangé une quantité considérable de *cailloux* (il a toujours eu l'habitude, même étant tout petit, d'avoir des boutons, des billes, des cailloux dans la bouche) et en serait devenu très malade ; depuis ce moment, il est *devenu gâteux*, n'est plus retourné à l'école de la maison ; les *facultés intellectuelles* ont notablement baissé. Le père et la mère prétendent que, depuis un an, la mémoire aurait augmenté. C... est affectueux envers ses parents. Avant d'entrer à Bicêtre, il a pris du bromure de potassium et des pilules ; depuis son entrée (3 juillet 1875) jusqu'au 3 juin 1880, *bromure de potassium.*

3 juin 1880. Inhalations de *bromure d'éthyle.*

2 juillet. Sous l'influence de l'inhalation, contracture générale ; la tête est fléchie en avant, les mains en l'air, les jambes tendant à se recroqueviller ; respiration saccadée.

8 juillet. C... est allé hier au petit parloir où on s'est aperçu qu'il avait *un peu de faiblesse dans les jambes.* Purgatif.

9 *juillet.* T. R. 38°. Soir : 38°,5.
10 — T. R. 38°. — 38°,6.
11 — T. R. 38°,4 — 38°,6.
12 — T. R. 38°,2 — 38°,4. La respiration est toujours saccadée et difficile à compter pendant l'inhalation ; la peau médiocrement chaude, sans sécheresse. — *Poumons* : quelques râles ronflants et muqueux en avant et en arrière.

Membres inférieurs : l'enfant paraît très faible, mais peut se tenir assis ; il est incapable de se porter sur les jambes ; si on veut le placer debout, il s'affaisse, et il faut le soutenir ; il semble s'appuyer légèrement sur la jambe droite. Les jambes et les pieds sont un peu cyanosés. La sensibilité au pincement et au chatouillement est également conservée des deux côtés ; si les jambes étant fléchies, on les pince, C... les soulève.

Haleine fétide, langue humide, saburrale ; déglutition un peu gênée, s'accompagnant de toux ; pas de vomissements ; rougeur violacée des fesses avec large desquamation épidermique sur les cuisses. D'habitude la parole est assez libre, maintenant le malade ne dit plus que : « oui, j'ai soif ».

Les inhalations de bromure d'éthyle, faites régulièrement jusqu'à ce jour, sont *supprimées. Lotions vinaigrées.*

17 *juillet. Douches, bains sulfureux, exercice*; frictions avec de l'alcool camphré.

21 *juillet.* L'état des membres inférieurs n'a pas changé ; de plus, il existe de la raideur dans les hanches et les genoux ; la sensibilité réflexe est assez prononcée ; pas d'eschares, pas de trépidation, pas d'amaigrissement l'appétit est médiocre ; les selles régulières. La parole paraît devenir plus embarrassée.

18 *août.* La parole est redevenue aussi libre qu'autrefois ; C... ne peut toujours pas marcher seul, et reste les jambes fléchies ; si on le soutient pour le faire avancer, il frappe le sol à la façon des ataxiques.

19 *octobre.* Au 20 novembre 1879. l'enfant pesait 24 k. 500 gr., aujourd'hui son poids est de 33 k. 500 ; il y a donc une augmentation de 9 k. en moins d'un an ; embonpoint très prononcé, l'appétit est excellent. Le malade n'a pas cessé d'être gâteux. Erythème des plis inguinaux et de la partie inférieure de l'abdomen, petites papules sur la face externe des cuisses et la partie inférieure du dos.

Membres inférieurs. L'enfant se tient sur les jambes lorsqu'il est soutenu, et dans les tentatives qu'on lui fait faire pour marcher, il traîne un peu les pieds, en les projetant toujours à la façon des ataxiques. Le *chatouillement* ne détermine aucun mouvement réflexe ; la *sensibilité à la piqûre* est conservée, l'enfant fléchit un peu la jambe ; pas de réaction au froid, si on lui projette de l'eau froide, il fait une grimace, mais pas de mouvements ; des deux côtés, exagération du phénomène du tendon ; un peu de raideur des genoux. L'enfant prononce les mots en général; le matin, quand on lui donne sa soupe, il dit qu'elle est *très sucrée*.

3 *novembre*. Sous l'influence des douches et de l'exercice, l'enfant a fait des progrès sensibles, mais ne marche pas encore seul. *Traitement : Suppression des douches; bains salés*; sirop d'iodure de fer ; vin de gentiane.

Poids : 32 k. 700 grammes.

1882. 25 *avril*. L'enfant se tient un peu mieux sur les jambes ; peut marcher en se tenant aux lits, ou soutenu par les épaules.

10 *juin*. Légère amélioration. Cont..., marche assez bien, mais à la condition qu'on lui donne la main ; il a de la tendance à se laisser tomber *en arrière*.

Etat actuel (2 juin 1882). — *Tête* régulière ; bosse frontale droite un peu plus saillante que la gauche ; arcades sourcillières assez prononcées, égales; sillons sus-orbitaires assez profonds :

```
Circonférence du crâne . . . . . . . . . . . . . . . .    53 cent.
1/2 circonférence antérieure . . . . . . . . . . . . . .    27  —
Diamètre antéro-postérieur . . . . . . . . . . . . . .   165 mill.
   —     bi-auriculaire . . . . . . . . . . . . . . . .    13 cent.
Hauteur du front, médiane. . . . . . . . . . . . . .      4  —
       —       de la racine du nez à la naissance
               des cheveux au niveau des
               bosses frontales { à droite . . .     5  —
                                { à gauche . .      55 mill.
```

Face ovale; pas de strabisme; iris gris ; pas de lésions oculaires. — *Nez* aquilin; cloison un peu déviée à droite. — *Lèvres* peu épaisses. — *Menton* rond. — *Cou* assez développé, de longueur moyenne. — *Membres supérieurs* bien conformés ; tous les deux offrent les mêmes dimensions.

Membres inférieurs bien conformés; pieds et malléoles gonflés et cyanosés.

	Droite.	Gauche.
Circonférence à 10 cent. au-dessus de la rotule. .	32 cent.	31 cent.
— — au-dessous — .	23 —	26 —

Organes génitaux bien conformés, testicules descendus ; prépuce un peu long, pas de phimosis ; pas d'onanisme.

Système musculaire assez développé ; il n'est pas possible de faire saisir le dynamomètre à l'enfant.

Tissu graisseux abondant.

Sensibilité générale également conservée des deux côtés ; réflexe tendineux normal. *Sensibilité spéciale* (odorat, goût) obtuse. *Vue* bonne ; ne paraît pas connaître les couleurs.

Parole libre pour les quelques mots qu'il prononce : « Oui, non, j'ai soif, j'ai faim, du pain, asseoir, des billes, bonjour. » — *Sommeil* bon ; pas de tics ni d'habitudes, sauf parfois un balancement du tronc ; colérique, néanmoins il est affectueux. Physionomie égarée.

Tube digestif : Arcades dentaires régulières ; dents bien rangées ; rien d'anormal dans la bouche. Cont..., mange avec une cuiller, parfois avec les mains ; ne sait pas se servir de fourchette ni de couteau ; boit seul. Pas de salacité. Selles normales, régulières. Il gâte des fèces et des urines.

OBSERVATION XIV.

Épilepsie idiopathique. — Excitation maniaque. — Père alcoolique. — Cousine épileptique. — Cauchemars. — Premier accès à 8 ans. — Bromure d'éthyle. — Paraplégie.

Schad... Philippe, 15 ans, entré à Bicêtre le 16 mars 1874 (service de M. BOURNEVILLE.)

Antécédents. (Renseignements fournis par sa mère, 10 novembre 1881.) — Père, 59 ans, terrassier, n'a jamais été malade, sauf une fluxion de poitrine depuis son mariage (39 ans) ; violent, colérique ; à la suite *d'excès de boisson* (vin, eau-de-vie surtout) qu'il fait souvent, il battait sa femme, ce qu'il ne fait plus depuis que ses enfants sont

grands , chaque soir il boirait un demi-setier d'eau-de-vie.
— Ni dermatoses, ni traces de maladies vénériennes ; —
fumeur. [*Père* et *mère* morts on ne sait de quoi ; une *sœur*,
morte de la poitrine, avait eu 12 ou 13 enfants dont une
fille qui, après avoir été mordue par un chien, tombait du
haut mal.]

Mère, 46 ans, blanchisseuse, présente un enchondrome
de la région parotidienne droite ; paraît intelligente ; peut-
être un peu faible, mais elle a été malheureuse ; ni attaques
de nerfs, ni convulsions, etc., n'a jamais été malade. [*Père*,
mineur, mort à la Pitié il y a plus de 30 ans ; *mère*, morte
« d'être usée ; » a eu un *frère* enlevé par le choléra, en 1865.
— Elle ne connaît, dans sa famille, ni aliénés, ni para-
lytiques, ni épileptiques, ni idiots, etc.] Pas de consanguinité.

Dix enfants, dont une fille de 28 ans, qui a eu 5 enfants
dont 4 sont morts en venant au monde ; « *c'était dans la
tête* » ; une autre fille est morte de *convulsions*, à 6 semaines ; les autres sont sains.

Notre malade. Au moment de la conception, la mère ne
croit pas que son mari fut ivre ; *grossesse* bonne, pas plus de
chagrins à supporter que dans les autres grossesses ; pas
de traumatisme. — *Accouchement*, à terme, naturel. A la
naissance l'enfant « était un peu violet, parce qu'il était
resté longtemps au passage ; » pas de cordon autour du
cou.

Élevé au sein par sa mère, l'enfant fut sevré de bonne
heure, « parce que, dit-elle, chaque fois je devenais en-
ceinte. » Il a marché vers 14 mois, parlé vers 18 mois, a été
propre à 2 ans. Jamais de convulsions. A 4 ans, ophtalmie
qui dura 2 mois ; ni dartres, ni otite, ni engelures. —
Envoyé à l'école, il apprenait bien ; à 5 ans, rougeole sans
détermination pulmonaire grave ; à 7 ans, scarlatine ; pas
d'autre maladie.

A 8 ans, il fut pris de *peurs* durant le sommeil ; il appelait sa mère : Prends-moi, j'ai peur ; » il se rassurait dès
que la chambre était éclairée. Ces cauchemars existaient

depuis 3 semaines, quand, une nuit, son père étant rentré ivre, furieux, l'enfant, réveillé en sursaut, se leva et s'enfuit, en chemise, se cacher dans la rue où on le retrouva tout tremblant; il aurait continué à trembler pendant 2 heures; on eut beaucoup de peine à le rassurer. Un mois après cette scène, tout à coup un soir il fut pris d'un *premier accès*; un *deuxième* survint quinze jours plus tard auparavant, on n'avait pas noté d'étourdissements. De 8 à 9 ans, les accès revenaient toutes les 2 ou 3 semaines; de 9 à 10 ans, ils se renouvelèrent plus fréquemment (jusqu'à 14 en 24 heures). On ne voulut plus de lui à l'école; l'intelligence avait baissé; toutefois il savait lire; s'habillait seul et mangeait proprement; le caractère était devenu irascible; il battait ses frères et sœurs.

Jamais d'*aura*, sauf une fois où il vint à sa mère, disant: « maman, prends-moi, je vais tomber. » Ses *accès* sont plutôt *nocturnes* que *diurnes*. Sans pousser de cri, le malade tombe en avant: « il avait toujours la tête fendue; » aussitôt, rigidité générale, puis secousses que l'on croit égales des deux côtés; enfin ronflement. Parfois il écume, mais cette écume est rarement sanguinolente: il s'est mordu la langue une ou deux fois. A la suite de son accès il s'endort; pas de folie *præ* ou *post* épileptique; pas de vertiges.

Jusqu'à son entrée à Bicêtre, il n'a pas suivi de traitement, parce qu'on disait qu'il n'y avait rien à faire. On avait remarqué que si, pendant ses accès, on lui faisait des frictions, cette manœuvre augmentait la durée de l'accès. La maladie a été attribuée à la *peur*. Depuis le début, la déchéance intellectuelle a fait, chaque année, des progrès.

Etat actuel. — La *tête* est volumineuse; la bosse pariétale gauche est plus développée que la droite qui est, du reste, assez saillante; — la partie supérieure droite du frontal est saillante, la gauche déprimée; la bosse frontale droite paraît plus saillante que la gauche, ce qui peut tenir aux nombreuses cicatrices consécutives aux chutes sur le front. Le *front* est assez bombé, assez haut, mais très déprimé latéralement. Les *oreilles* sont bien conformées, un peu écartées ; — pas de strabisme, blépharite ciliaire très accusée ; — *nez* un peu épaté, sa pointe est légèrement déviée à droite ; — *bouche* moyenne, lèvres très fortes, surtout la supérieure qui présente plusieurs cicatrices cutanées et muqueuses ; arcades dentaires supérieure et inférieure, régulières de chaque côté ; incisives inférieures un peu déjetées en avant, ce qui, avec la saillie de la lèvre inférieure produit un peu de *prognatisme*. — Voûte palatine symétrique.

Circonférence horizontale du crâne	526 mill.
1/2 circonférence antérieure passant par la basse du crâne. :	28 cent.
1/2 circonférence postérieure.	30 —
Diamètre antéro-postérieur	185 mill.
Diamètre bi-pariétal	14 cent.

Cheveux châtains, assez abondants ; — cils très longs ; — sourcils épais ; — 5 cicatrices à la région occipitale ; une cicatrice de vaccin sur chaque bras ; — cicatrices d'eschares au sacrum et sur les deux trochanters.— Peau blanche. — Pas d'éruptions ; — pieds et mains un peu cyanosés. — *Tronc* et *membres* bien conformés.

Fonctions digestives : appétit bon, voracité qui le conduit à voler ses camarades ; — ne vomit pas ; — pas de salacité ; — garde-robes régulières, volontaires, pas de diarrhée.

Respiration : ne tousse pas, rien dans les poumons. — *Circulation* : rien au cœur.

Appareil génito-urinaire : bien conformé ; — pas de poils ; — se masturbe.

Sensibilité générale et spéciale intactes. — Parole libre ; — grossier et méchant.

1879. *4 octobre*. Il prend, depuis longtemps, du *bromure de potassium* (4 gr.). — Agitation très vive et continuelle.

1880. *14 octobre*. Suppression du bromure de potassium. — *Douches*.

1881. *9 mars*. Depuis hier, apparition d'un *érysipèle de*

la face ; la plaque rouge a débuté par le lobule du nez pour remonter vers la racine. Pas de vomissements ni épistaxis. Soir : T. R. 40°,2. — 3 accès.

10 *mars*. T. R. 40°,2. — Soir : 39°. — 3 accès.

11 *mars*. Ce matin l'érysipèle occupe tout le nez, envahissant les deux joues à égale distance de la ligne médiane de chaque côté. Les paupières inférieures sont tuméfiées ; — la peau rouge, lisse, chaude, tendue ; taches blanches à la pression ; phlyctènes remplies de sérosité citrine sur la moitié gauche de la plaque érysipélateuse ; — pas de plaies ni d'ulcérations. Les narines sont à demi fermées par le gonflement. Largeur de la plaque en passant par-dessus le nez : 12 cent. — Hauteur au niveau du nez : 4 cent.

Le malade tremble, a des soubresauts des tendons, se montre très agité : il veut se lever. Langue saburrale, rouge sur les bords et à la pointe. Pas de vomissements ni diarrhée. Respiration un peu rude à droite avec quelques râles sous-crépitants fins ; rien à gauche. Rien au cœur.— T. R. 39°. — Soir : 41°. — P. 120. — 3 accès.

Bourrache ; — ipéca ; — eau de sureau.

12 *mars*. T. R. 39°,2. — Soir : 39°,6. — 2 accès.

13 *mars*. L'enfant est moins turbulent que les jours derniers, néanmoins on est obligé de le maintenir au lit à l'aide de la camisole.— La plaque érysipélateuse est moins vive ; elle a respecté la joue droite ; — sur le nez elle est en desquamation ; — elle occupe toute la joue gauche, et, depuis hier, a envahi le pavillon de l'oreille du même côté ; en ce dernier point elle est très rouge. La lèvre supérieure est encore tuméfiée ; les paupières inférieures, surtout la gauche, restent boursoufflées. — L'enfant ne souffre pas ; — la soif est vive ; — l'appétit assez bon, mais on le maintient à la diète lactée et au bouillon ; — limonade vineuse. — T. R. 39°. — Soir : 38°,8. — P. 116. — Pas d'accès.

14 *mars*. T. R. 38°,4. — Soir : 38°. — 1 accès.

15 *mars*. T. R. 37°,8. — Soir : 37°,8. — Pas d'accès.

16 *mars*. La plaque d'érysipèle se desquame ; au niveau

du pavillon de l'oreille gauche il existe de petites bulles purulentes du volume d'une lentille. — L'enfant entre en convalescence, il se lève. — Sirop d'*iodure de fer ; huile de foie de morue.*

19 *mars.* Un accès.

4 *juin.* Sch... est très agité, veut se sauver. Injection de morphine ; il se calme et s'endort.

5 *juin.* Agitation continuelle ; a mal à la gorge à force d'avoir crié.

9 *juillet.* Un jour d'agitation sur deux.

1er *août.* Le malade est plus calme.

12 *août.* L'excitation maniaque qui avait disparu, reparaît depuis quelques jours, mais moins intense.

17 *septembre.* Depuis 8 jours, l'agitation est plus marquée. Tremblement des membres supérieurs.

18 *septembre.* Hier, le malade a pris 6 gr. de *chloral* en 3 fois ; aujourd'hui il est calme et somnolent.

27 *septembre.* Sch... est plus calme, 3 accès ; il n'en avait pas eu depuis le commencement du mois.

28 *septembre.* 10 *accès.*

29   —   18   —

30   —   24   —

2 *octobre.* Cinq accès ; l'agitation reparait.

4 *octobre.* L'excitation est très vive depuis hier. — *Douches et bains.*

6 *novembre. Suppression des douches.*

Chloral : 1 gr. par jour pendant 1 semaine.
   —   2 gr.   —   —
   —   3 **gr.**   —   —
   —   4 gr.   —   —
   —   5 gr.   —   —

1882. 11 *janvier.* L'enfant est dans une sorte de coma analogue à celui qui accompagne l'état de mal ; la peau est brûlante, le pouls ample, fébrile, rapide ; la bouche fuligineuse ; la respiration notablement accélérée. *Bain* de 1 heure, 2 *sangsues* derrière chaque oreille, 4 gr. de *bromure de potassium.*

13 *janvier*. L'agitation recommence. *Bain* d'une heure tous les jours, injection d'un centigr. de *morphine*.

9 *février*. Inhalations de *bromure d'éthyle*.

28 *février*. Cessation du *bromure d'éthyle* (nous résumons les phénomènes observés pendant les inhalations :

1° Au moment où nous avons commencé le traitement, ce malade était très agité. Cette agitation a considérablement diminué du 10 au 15 du mois; depuis elle a reparu avec une nouvelle intensité et a persisté.

2° Nous avons obtenu, par les inhalations, anesthésie d'abord puis résolution musculaire; la période d'excitation n'a jamais été bien accusée; réveil toujours prompt (1 à 2 minutes après avoir retiré la compresse). Comme phénomènes locaux, nous avons toujours noté : rougeur de la face, des oreilles, du cou et de la partie supérieure de la poitrine au début de l'inhalation. Accélération du *pouls* et de la *respiration*; la respiration n'a jamais été en danger; le pouls a toujours été bon. Quant à la température prise immédiatement après le réveil, elle n'a pas paru varier sensiblement.

1er *mars*. L'agitation revêt deux formes : tantôt bavardages, chants, cris; tantôt actes violents, injures grossières; alors il cherche à se sauver, parfois il s'échappe, en chemise, dans les cours.

10 *mars*. Depuis 8 jours, l'excitation maniaque a notablement diminué. On recommence les inhalations de *bromure d'éthyle*.

1er *avril*. *Suppression du bromure d'éthyle*. On s'est aperçu, les jours derniers, que ce malade marchait difficilement et que, pour aller aux cabinets, il était obligé de se tenir aux lits; il serait même tombé. D'habitude la marche est très libre.

Sch... se plaint d'*engourdissement* dans les jambes et les pieds. Si, le faisant lever, on l'abandonne dans la station verticale, il s'affaisse; cependant il reste debout si on le soutient par les épaules. Pour avancer, il projette les membres inférieurs à la façon des ataxiques.

D'après la surveillante de la salle, on aurait déjà remarqué, à la suite d'accès répétés (?), un affaiblissement assez analogue, durant deux ou trois jours. *Suppression du bromure d'éthyle; hydrothérapie.*

8 avril. Schad... parvient à monter dans son lit. La sensibilité au chatouillement, au pincement, au choc, à la température, est normale. Phénomène du tendon normal; pas d'exagération des réflexes.

18 avril. Amélioration notable; le malade va seul aux cabinets en se tenant aux lits; hier il se serait même sauvé au fond de la salle. Pas de phénomènes fibrillaires; de temps en temps, un certain degré de tremblement des membres supérieurs.

Depuis le début des accidents, Sch... est devenu *gâteux*, Auparavant, il gâtait seulement pour les urines.

20 avril. Sch... a encore tenté de se sauver, et s'est levé plusieurs fois. Le retour de la force musculaire, dans les membres inférieurs, est très sensible.

25 mai. Les douches sont continuées; l'état général du malade est excellent; l'agitation a notablement diminué. Si nous examinons l'état des membres inférieurs, nous constatons: l'intégrité de la sensibilité et de la force musculaire, l'intégrité des réflexes; l'enfant marche seul, sans soutien; parfois il trébuche, mais ne s'affaisse pas.

10 juin. L'enfant continue à prendre des douches. L'agitation persiste, plus ou moins accusée. Sch... se tient bien sur les jambes; il peut faire, plusieurs fois, sans être soutenu et sans tomber, le tour de la salle. Etat général excellent. Plus de tremblement des membres supérieurs. Gâte moins.

La seconde comme la première de ces observations ont trait à deux enfants, soumis pendant 2 *mois* au traitement par les inhalations de bromure d'éthyle. Les accidents paraplégiques se sont montrés chez l'un et chez l'autre, pendant le second mois de traitement, ont présenté les mêmes symptômes, mais évolué différemment. En effet, Sch... est en bonne voie de guérison, tandis que Cont.... est resté dans un état stationnaire, depuis la publication de la note de MM. Bourneville et d'Olier.

«La paraplégie toxique est très rare», dit M. Jaccoud (1); toutefois on a décrit des paraplégies dues à l'intoxication par l'oxyde de carbone, le camphre, les champignons, l'arsenic. M. Jaccoud explique ainsi la pathogénie de la paraplégie toxique : « Pour que la paraplégie toxique se produise, il faut que l'action du poison soit continuée pendant un certain temps, et que sous l'influence d'une absorption lente et continue de la substance toxique, à doses trop faibles pour déterminer les accidents subits et aigus de l'empoisonnement, une dyscrasie se produise qui a pour effet d'altérer la nutrition et la constitution de chaque organe en particulier. »

Sont-ce là les conditions dans lesquelles se sont trouvés nos malades? Nous le croyons. Cependant, ne pourrait-on pas supposer d'autres causes ? c'est ce que nous allons examiner : d'abord, la paraplégie dans l'épilepsie n'a jamais été observée comme accident pouvant se rapporter à cette névrose. Mais n'aurait-on pas pris pour une paraplégie une parésie consécutive à de nombreux accès d'épilepsie ? En effet, un de nos malades, antérieurement à l'administration du bromure d'éthyle et à la suite de nombreux accès, a présenté une parésie, surtout marquée dans les membres inférieurs, et de courte durée (3 à 4 jours) ; nous croyons devoir rapporter cet accident à ces pseudo-paraplégies, dans lesquelles « lorsqu'il existe un affaiblissement parallèle de la motilité et dans les membres thoraciques, et dans les membres abdominaux, il

----

(1) Jaccoud. — *Les paraplégies et l'ataxie du mouvement.* Paris, 1864.

JOURS.	1	2	3	4	5	6	7	8	9	10	11	12	13	14	15	16	17	18	19	20	21	22	13	24	25	26	27	28	29	30	31	TOTAUX.	
Juin ..			2	?		1		2	2	3			1	2	4	1		2	2	1		2	8	3					2			42	Conté.
Juillet..				2			2			2				1		2	2	3		3		1	1		2				3		2	26	1880.
Février.			1																													1	Schadlé.
Mars ...					1	3	10	3	2	2		1	1																			24	1882.

n'y a pas lieu d'admettre une paraplégie » et « la faiblesse étant supposée égale dans tout le système musculaire, les désordres de la motilité seront toujours plus marqués, ou du moins plus frappants dans les membres infé-rieurs, en raison de la fonction dont ils sont chargés. »

Nous devons donc éliminer la possibilité d'une simple parésie, car les membres su-périeurs sont restés constamment sains d'une part, et d'autre part, rien n'expliquerait cette parésie, attendu que ces deux enfants n'ont présenté dans les quinze jours précé-dents, que peu ou pas d'accès, ainsi que le montre le tableau ci-contre : Nous devons donc admettre une *paraplégie toxique.*

En résumé, si nous éliminons la possibilité d'une paraplégie due à l'épilepsie, nous nous trouvons réduits à ces deux propositions: ou bien il y a eu parésie consécutive à de nom-breux accès, ou bien il y a eu véritablement paraplégie toxique. Or, comme les accès d'épilepsie ne peuvent être [mis en cause, nous devons reconnaître une *paraplégie toxique* par le bromure d'éthyle longtemps administré.

CONCLUSIONS

1° Le *bromure d'éthyle* peut être employé avec avantage dans le traitement de l'accès *d'épilepsie*.

2° Son emploi méthodique contre l'*épilepsie*, nous a donné des résultats, que ne faisaient pas prévoir la résistance de la maladie aux autres médications et qui nous permettent de le préconiser dans cette névrose.

3° Les deux cas de *manie*, l'une améliorée, l'autre guérie, nous paraissent devoir engager à recommander le bromure d'éthyle dans cette forme de folie.

4° Dans le service, le bromure d'éthyle employé accidentellement, soit contre un accès, soit contre toute autre manifestation morbide, soit comme anesthésique, n'a jamais présenté d'inconvénient. Mais il n'en est pas de même de son administration prolongée. Si, comme nous le pensons avec M. Bourneville, les paraplégies que nous avons décrites sont dues au bromure d'éthyle, pour s'en prémunir, M. Bourneville conseille de suspendre le médicament toutes les deux semaines, pendant quelques jours.

PUBLICATIONS

DU

PROGRÈS MÉDICAL

6, rue des Écoles, 6

LE PROGRÈS MÉDICAL

JOURNAL DE MÉDECINE, DE CHIRURGIE ET DE PHARMACIE

Rédacteur en chef : **BOURNEVILLE.**

Paraissant le samedi par cahier de 24 ou 32 p. in-4° compacte sur 2 colonnes
Un an, 20 fr. — 6 mois, 10 fr.

Pour les étudiants en médecine, un an, 12 fr.

Les Bureaux du **Progrès médical** *sont ouverts de midi à cinq heures.*

ABADIE. Sur la valeur séméiologique de l'hémiopie dans les affections
cérébrales In-8 de 12 pages. 0 fr. 40 c.— Pour nos abonnés. . 30 c.

AIGRE (D.) Étude clinique sur la métalloscopie et la métallothérapie
externe dans l'anesthésie. Un vol. de 86 pages. — Prix : 2 fr. 50. —
Pour nos abonnés . . . . 1 fr. 75.

AIGRE. *Voir* BRODIE.

L'Année médicale, résumé des progrès réalisés dans les sciences médi-
cales pendant l'année, publié sous la direction du Dr Bourneville, avec la
collaboration de MM. Aigre, A. Blondeau, H. de Boyer, E. Brissaud, P. Budin, R. Calmettes, J. Cornillon, L. Cruet, H. Duret, Ch. Féré, A. Josias,
Laffont, Malherbe, Maunoury, Poncet (de Cluny), Poirier, F. Raymond,
P. Reclus, P. Regnard, A. Sevestre, E. Teinturier, R. Vigouroux, collabo-
rateurs du *Progrès médical.* Paraît tous les ans, pendant le courant du
mois d'avril, analysant les progrès réalisés au point de vue médical pendant
l'année précédente. Deux volumes sont en vente. Un volume in-18 Charpentier, de 416 pages. — Prix : 3 fr. 50. — Pour nos abonnés : par la
poste, 3 fr.; — pris dans nos Bureaux . . . . 2 fr. 50.

Archives de neurologie, Revue trimestrielle des maladies nerveuses et
mentales, publiée sous la direction de J. M. CHARCOT, par MM.
Amidou, Ballet, Bitot (P.), Bouchereau, Brissaud (E.), Brouardel (P.),
Cotard, Debove (M.), Delasiauve, Duret, Duval (Mathias), Féré (Ch.), Ferrier,
Gombault, Grasset, Huchard, Joffroy (A.), Landouzy, Magnan, d'Olier,
Pierret, Pitres, Raymond, Regnard (P.), Rouget, Séguin (E. G.), Séguin (E.),
Talamon Teinturier (E.), Thulié (H.), Troisier (E.), Vigouroux (R.), Voisin (J.)
—Rédacteur en chef : BOURNEVILLE ; Secrétaire de la rédaction : H. CL. DE
BOYER. — Chaque fascicule trimestriel se composera de dix à onze feuilles
in-8° carré, et de plusieurs planches chromo-lithographiées. — Abonne-
ment pour un an : PARIS : 16 fr. — FRANCE et ALGÉRIE : 17 fr. — UNION
POSTALE : 18 fr. — OUTRE-MER (en dehors de l'union postale) : 20 fr. —
Les numéros séparés : 5 francs. — Les abonnements sont reçus aux Bureaux du *Progrès Médical,* 6, rue des Écoles, à Paris, et dans tous les Bureaux de poste de France, de Belgique, de Suisse, de Hollande et d'Algérie,
sans autres frais que le prix de l'abonnement indiqué ci-dessus. Pour les
autres pays, prière d'envoyer un mandat-poste avec l'ordre d'abonnement.

AVEZOU (J.-C.) De quelques phénomènes consécutifs aux contusions des troncs nerveux du bras et à des lésions diverses des branches nerveuses digitales (étude clinique) avec quelques considérations sur la distribution anatomique des nerfs collatéraux des doigts. Un vol. in-8 de 144 pages. — Prix : 3 fr. 50. — Pour nos abonnés. 2 fr. 50.

BALZER (F.) Contribution à l'étude de la Broncho-Pneumonie. In-8 de 84 pages, orné d'une planche en chromo-lithographie. — Prix : 2 fr 50 Pour nos abonnés . . . . 1 fr. 75.

BESSON (I.) Dystocie spéciale dans les accouchements multiples. Volume in-8° de 92 pages. — Prix : 2 fr. — Pour nos abonnés 1 fr. 25.

BEURMANN (DE). Voir VIDAL.

BITOT. Essai de topographie cérébrale par la cérébrotomie méthodique. Conservation des pièces normales et pathologiques par un procédé particulier. Un volume in-4° de 40 pages de texte avec 7 figures intercalées et 17 planches en photographie représentant des coupes cérébrales, 1878. — Prix : 12 fr. — Pour les abonnés du *Progrès médical*. 9 fr.

BITOT (P.). Contribution à l'étude du mécanisme et du traitement de l'hémorrhagie liée à l'insertion vicieuse du placenta Volume in-8 de 184 pages. — Prix. 3 fr. 50. — Pour nos abonnés. . . . . . . 2 fr. 50.

BLANCHARD (R). De l'anesthésie par le protoxyde d'azote, par la méthode du professeur P. BERT. — Un volume de 101 pages avec 3 figures. — Prix : 3 fr. — Pour nos abonnés. . . . . 2 fr.

BLONDEAU (A.) Etude clinique sur le pouls lent permanent avec attaques syncopales et épileptiformes. — Un vol. in-8 de 72 pages. — Prix : 2 fr. — Pour nos abonnés . . . . 1 fr. 35.

BOE (J. B. F.). Essai sur l'aphasie consécutive aux maladies du cœur. Un vol. in-8 de 164 pages. Prix : 3 fr. — Pour nos abonnés . . . . 2 fr.

BOUCHARD. Voir CHARCOT.

BOUDET de PAR'S (M.). Des actes musculaires dans la marche de l'homme. Brochure in-8 de 12 pages — Prix : 0 fr. 60. — Pour nos abonnés . . . . 40 cent.

BOUDET de PARIS (M.). Note sur deux cas d'occlusion intestinale traités et guéris par l'électricité. Brochure in-8 de 16 pages. — Prix : 0 fr. 60. — Pour nos abonnés . . . . 40 cent.

BOUDET DE PARIS. Voir DEBOVE.

BOURNEVILLE Études cliniques et thermométriques sur les maladies du système nerveux. Premier fascicule : Hémorrhagie et ramollissement du cerveau. Paris, 1872. In-8 de 168 pages avec 22 fig : 3 fr. 50. — Pour nos abonnés, 2 fr. 50. — Deuxième fascicule : Urémie et éclampsie puerpérale ; épilepsie et hystérie. Paris, 1873. In-8 de 160 pages, avec 14 fig. Prix : 3 fr. 50. — Pour nos abonnés. . . . . 2 fr. 50.

BOURNEVILLE. Le choléra à l'hôpital Cochin (Étude clinique). Paris, 1865. In-8 de 48 pages, 1 fr. — Pour nos abonnés . . . . . . 70 cent.

BOURNEVILLE. Mémoire sur la condition de la bouche chez les idiots, suivi d'une étude sur la médecine légale des aliénés. Paris, 1863. Gr. in-8 de 28 pages à deux colonnes. 1 fr. — Pour nos abonnés, 70 cent.

BOURNEVILLE. Notes et observations cliniques et thermométriques sur la fièvre typhoïde. In-8 compacte de 80 pages, avec 10 tracés en chromo-lithographie. 3 fr. — Pour nos abonnés . . . . 2 fr.

BOURNEVILLE. Recherches cliniques et thérapeutiques sur l'épilepsie et l'hystérie. In-8 de 200 pages avec 5 fig. dans le texte et 3 planches. 4 fr. — Pour nos abonnés. . . . . 2 fr. 75.

BOURNEVILLE. Science et miracle : Louise Lateau ou la Stigmatisée belge. In-8 de 72 pages avec 2 fig. dans le texte et une eau forte dessinées Par P. Richer.—2ᵉ édition, revue, corrigé et augmentée.—Prix : 2 fr. 50. — Pour nos abonnés. . . . . 1 fr. 50.

BOURNEVILLE. *Voir* CHARCOT.

BOURNEVILLE et L. GUÉRARD. De la sclérose en plaques disséminées. Vol. gr. in-8 de 240 pages avec 10 fig. et 1 planche. 4 fr. 50. — Pour nos abonnés. . . . . 3 fr.

BOURNEVILLE ET REGNARD. Iconographie photographique de la Salpêtrière. Cet ouvrage paraît par livraisons de 8 à 16 pages de texte et 4 photo-lithographies. Douze livraisons forment un volume. Les *deux premiers volumes* sont en vente.

Les *neuf premières livraisons* de la 3ᵉ année sont parues : *1ʳᵉ livraison* : Nouvelle observation d'hystéro-épilepsie.— *2ᵉ et 3ᵉ livraisons* : Variété des attaques hystériques. — *4ᵉ livraison* : Des régions hystérogènes. — *5ᵉ et 6ᵉ livraisons* : Du Sommeil des hystériques ; — Somnambulisme, etc.

Prix de la livraison . . . . . 3 fr. — Prix du volume. . . . . . 30 fr.

Pour nos abonnés. Prix de la livr. 2 fr. — Prix du volume. . . . . . 20 fr.

— Nous avons fait relier quelques exemplaires dont le texte et les planches sont montés sur onglets ; demi-reliure, tranche rouge, non rognés. — Prix de la reliure . . . . 5 fr.

BOURNEVILLE et TEINTURIER. G. V. Townley ou du diagnostic de la folie au point de vue légal. Paris, 1865. In-8 de 16 pages. 6 fr. 50. — Pour nos abonnés. 35 cent.

BOYER (H. Cl. DE). De la thermométrie céphalique. Brochure in-8ᵉ de 28 pages. — Prix, 60 cent. — Pour nos abonnés. . . . . 40 cent.

BOYER (H. Cl. DE). Études topographiques sur les lésions corticales des hémisphères cérébraux. Volume in-8 de 290 pages, avec 104 figures intercalées dans le texte et une planche. Paris, 1879. — Prix : 6 fr. — Pour nos abonnés. . . . . 4 fr.

BRISSAUD (E.). Faits pour servir à l'histoire des dégénérations secondaires dans le pédoncule cérébral. Brochure in-8 de 20 pages avec 8 figures. — Prix : 75 cent. — Pour nos abonnés. . . . . 50 cent.

BRISSAUD (E.). Recherches anatomo-pathologiques et physiologiques sur la contracture permanente des hémiplégiques. Un vol. in-8 de 210 pages avec 42 figures dans le texte. — Prix : 5 fr. — Pour nos abonnés. . . . . 4 fr.

BRISSAUD. *Voir* CHARCOT et FOURNIER.

BRISSAUD (E.) ET MONOD (E.) Contribution à l'étude des tumeurs congénitales de la région sacro-coccygienne. 1877, in-8 de 16 pages. — Prix : 50 cent. — Pour nos abonnés. . . . . 35 cent.

BRODIE (B). Leçons sur les affections nerveuses locales, traduites de l'anglais par le Dʳ Douglas-Aigre ; un volume in-8 : Prix, 1 fr. 50 ; pour nos abonnés . . . . 1 fr.

BUDIN (P.). De la tête du fœtus au point de vue de l'obstétrique. Recherches cliniques et expérimentales. Gr. in-8 de 112 pages, avec de nombreux tableaux. 10 figures intercalées dans le texte, 36 planches noires et une planche en chromo-lithographie. — Prix : 10 fr. — Pour nos abonnés. . . . . 6 fr.

BUDIN (P). Recherches sur l'Hymen et sur l'orifice vaginal. Volume in-8 de 40 pages avec 24 figures. — Prix : 1 fr. 50.— Pour nos abonnés. 1 fr

CARTAZ (A.). Notes et observations sur le tétanos traumatique. In-8. 50 cent. — Pour nos abonnés. . . . . 35 cent.

*

CHARCOT (J.-M.). **Leçons sur les maladies du système nerveux**, faites
à la Salpêtrière, recueillies et publiées par BOURNEVILLE. Tome I : Troubles
trophiques ; — Paralysie agitante ; — Sclérose en plaques ; — Hystéro-épilepsie. Paris, 1880. 4ᵉ édition. In-8 de 428 pages avec 25 figures et 10
planches en chromo-lithographie. 13 fr. — Pour nos abonnés. . .   10 fr.

CHARCOT (J.-M.). **Leçons sur les maladies du système nerveux**, faites
à la Salpêtrière, recueillies et publiées par BOURNEVILLE. Tome II : *Des
anomalies de l'ataxie locomotrice ; — De la compression lente de la moelle
épinière* (mal de Pott, cancer vertébral, etc.) ; — *Des amyotrophies* (paralysie infantile, paralysie spinale de l'adulte, atrophie musculaire protopa-
thique, sclérose des cordons latéraux, etc.) ; — *Tabès dorsal spasmodique ;
— Hémichorée post-hémiplégique ; — Paraplégies urinaires ; — Vertige de
Ménière ; — Épilepsie partielle d'origine syphilitique ; — Athétose ; — Appen-
dice, etc.* Paris, 1880. 3ᵉ édit. Vol. in-8º de 496 pages avec 33 figures dans
le texte et 10 planches en chromo-litographie. — Prix : 14 fr. — Pour nos
abonnés. . . . .   10 fr.

CHARCOT (J.-M.). **Leçons sur les localisations dans les maladies de
la moelle épinière**, recueillies et publiées par E. BRISSAUD. In-8 de
260 pages avec 45 figures dans le texte. — Prix : 6 fr. — Pour nos abonnés. . . . .   4 fr.

CHARCOT (J.-M.). **Leçons sur les localisations dans les maladies du
cerveau et de la moelle épinière**, recueillies et publiées par BOURNE-
VILLE et E. BRISSAUD. In-8 de 428 pages avec 87 figures dans le texte. —
Prix : 11 fr. — Pour nos abonnés. . . . .   8 fr.

CHARCOT (J.-M.). **Leçons sur les maladies du foie, des voies biliaires
et des reins**, faites à la Faculté de médecine de Paris, recueillies et publiées par BOURNEVILLE et SEVESTRE. Un volume in-8 de 400 pages, orné
de figures et de 7 planches chromo-lithographiques. — Prix : 10 fr. — Pour
nos abonnés. . . . .   7 fr.

CHARCOT (J.-M.). **Leçons cliniques sur les maladies des vieillards et
les maladies chroniques.** Un fort volume in-8 de 310 pages avec figures
dans le texte et 3 planches en chromo-lithographie. — Prix cartonné à l'an-
glaise : 8 fr. — Pour nos abonnés. . . . .   7 fr.

CHARCOT (J.-M.). **De l'anaphrodisie produite par l'usage prolongé
des préparations arsenicales.** Paris, 1864. In-8. 0 fr. 50 cent. — Pour
nos abonnés. . . . .   35 cent.

CHARCOT (J.-M.) et BOUCHARD (CH.). Sur les variations de la température centrale qui s'observent dans certaines affections convulsives et sur la distinction qui doit être établie à ce point de vue
entre les convulsions toniques et les convulsions cloniques. Brochure in-8. — Prix : 60 cent. — Pour nos abonnés. . . . . . .   40 cent.

CHARCOT (J.-M.) et GOMBAULT. Note sur un cas de lésions disséminées des centres nerveux observées chez une femme syphilitique.
In-8 avec planches chromo-lithog. — Prix : 1 fr. — Pour nos abonnés, 70 c.

CHARPENTIER. (*Voir* LANDOLT.)

CHOUPPE (H.). Recherches thérapeutiques et physiologiques sur
l'ipéca. Paris, 1873. In-8 de 40 pages, 1 fr. — Pour nos abonnés, 70 cent.

CORNILLON (J.). **Action physiologique des alcalins dans la glyco-
surie.** — Prix : 60 cent. — Pour nos abonnés. . . . .   40 cent.

CORNILLON (J). De la contracture uréthrale dans les rétrécissements
périnéens. In-8 de 60 pages. 1 fr. 50. — Pour nos abonnés. . . .   1 fr.

CORNILLON (J.). **La folie des grandeurs.** In-8 de 60 pages. 2 fr. 50. —
Pour nos abonnés. . . . .   1 fr. 70.

CORNILLON (J.). **Rapports du diabète avec l'arthritis et de la dys-
pepsie avec les maladies constitutionnelles.** Un vol. in-8 de 48 pages.
Paris, 1878. — Prix : 1 fr. 50. — Pour nos abonnés. . . . .   1 fr.

CUFFER. Des causes qui peuvent modifier les bruits de souffle intra et extra-cardiaques, et en particulier de leurs modifications sous l'influence des changements de la position des malades. Valeur séméiologique de ces modifications. — Prix : 1 fr. 50. — Pour nos abonnés . . . . 1 fr.

DAREMBERG (G.). Les méthodes de la chimie médicale. In-8 de 19 pages. — Prix : 60 cent. — Pour nos abonnés. , ... 40 cent.

DEBOVE. Notes sur la méningite spinale tuberculeuse, sur l'hémiplégie saturnine et l'hémianesthésie d'origine alcoolique. Une brochure in-8° de 24 pages avec deux figures. — Prix 75 cent.— Pour nos abonnés. . . . . 50 cent.

DEBOVE (M.) Notes sur l'emploi des aimants dans les hémianesthésies liées à une affection cérébrale ou à l'hystérie. Brochure in-8. Prix 50 cent. Pour nos abonnés . . . . 25 cent.

DEBOVE et BOUDET DE PARIS. Recherches sur l'incoordination motrice chez les ataxiques. Brochure in-8° de 16 pages.— Prix : 60 c.— Pour nos abonnés. . . . . 40 cent.

DEBOVE. *Voir* LIOUVILLE.

DEHENNE (A.). Note sur une cause peu connue de l'érysipèle. Paris· 1874. In-8, 0 fr. 50. — Pour nos abonnés . . . . 35 cent.

DEJERINE (J). Recherches sur les lésions du système nerveux dans la paralysie ascendante aiguë. Un volume in-8 de 66 pages. — Paris 1879.— Prix : 2 fr. — Pour nos abonnés. . . . . 1 fr. 50.

DELASIAUVE. De la clinique à domicile et de l'enseignement qui s'y rattache, dans ses rapports avec l'Assistance publique. Paris, 1877, in-8 de 16 p. Prix : 50 c. — Pour nos abonnés . . . . - . . 35 cent.

DELASIAUVE. Du double caractère des phénomènes psychiques. Prix : 50 cent. — Pour nos abonnés . . . . 35 cent.

DELASIAUVE. Classification des maladies mentales ayant pour double base la psychologie et la clinique. Paris, 1877. In-8 de 24 pages. — Prix, pour nos abonnés. . . . . 50 cent.

DELASIAUVE. Traité de l'épilepsie. Un gros volume in-8 de 560 pages. — Prix : 3 fr. 50. — Pour nos abonnés. . . . . 2 fr. 50.

DELASIAUVE (J.). Journal de médecine mentale, résumant au point de vue médico psychologique, hygiénique, thérapeutique et légal, toutes les questions relatives à la folie, aux névroses convulsives et aux défectuosités intellectuelles et morales, à l'usage des médecins praticiens, des étudiants en médecine, des jurisconsultes, des administrateurs et des personnes qui se consacrent à l'enseignement. Dix volumes (1860-1870). — Prix : 50 fr. — Pour nos abonnés. . . . . 40 fr.

DRANSART (H.-N). Contribution à l'anatomie et à la physiologie pathologiques des tumeurs urineuses et des abcès urineux. In-8 de 32 pages avec 1 figure, 70 cent. Pour nos abonnés. . . . . 40 cent.

DU BASTY. De la piqûre des hyménoptères porte-aiguillon. Gr. in-8 de 48 pages, 1 fr. 25. — Pour nos abonnés . . . . 85 cent.

DUGUET et VEIL. Lymphadénome de la rate étendu au diaphragme, à la plèvre, aux poumons et aux ganglions lymphatiques, sans leucémie. Pleurésie cloisonnée. Cachexie. Brochure in-8° de 16 pages. — Prix, 60 cent.— Pour nos abonnés. . . . . 40 cent.

DUPLAY (S.). Conférences de clinique chirurgicale, faites aux hôpitaux de Saint-Louis et Saint-Antoine, recueillies et publiées par Duret et Marot, internes des hôpitaux. — In-8 de 180 pages. Prix : 3 fr. 50. — Pour nos abonnés. . . . . 2 fr. 50

DUPLAY (S.) Conférences de cliniques chirurgicales, faites à l'hôpital Saint-Louis, recueillis et publiées par E. Golay et Cottin. In-8 de 150 pages. — Prix : 3 fr. — Pour nos abonnés . . . . 2 fr.

DUPUY (L.-E.). Etude sur quelques lésions du mésentère dans les hernies. In-8 de 16 pages, 50 cent. — Pour nos abonnés. . . 35 cent.

DURET (H.). Des contre-indications à l'anesthésie chirurgicale. Un vol. in-8 de 280 pages. Prix : 5 fr. Pour nos abonnés. . . . . . 4 fr.

DURET (H.) Études expérimentales et cliniques sur les traumatismes cérébraux. Un volume in-8° de 330 pages, orné de 18 planches doubles en chromo-lithographie et lithographie, et de 39 figures sur bois intercalées dans le texte. Paris, 1878. Prix : 15 fr. — Pour nos abonnés. 10 fr.

DURET (H.). Étude générale de la localisation dans les centres nerveux, suivie d'une Étude critique sur les recherches de physiologie des localisations en Allemagne. Vol. in-8° de 236 pages.—Prix : 3 fr. — Pour nos abonnés. . . . . 2 fr.

DURET (H). Sur la Synovite fibreuse et ses rapports avec la tumeur blanche. Brochure in-8 avec deux planches. Prix : 1 fr.; pour nos abonnés . . . . 75 cent.

DURET (H.). *Voir* DUPLAY. — FERRIER.

DURAND-FARDEL (M.) Considérations sur le caractère nosologique qu'il convient d'attribuer au rhumatisme articulaire aigu ou fièvre arthritique. Brochure in-8 de 20 pages. 0 fr. 75.—Pour nos abonnés 50 c.

FÉRÉ. (Ch.). Etude expérimentale et clinique sur quelques fractures du bassin, Brochure in-8 de 36 pages. — Prix : 1 fr. 25 — Pour nos abonnés . . . . 1 fr.

FÉRÉ (Ch.). Fractures par torsion de la partie inférieure du corps du fémur. Brochure in-8° de 8 pages avec 2 figures.— Prix : 30 cent. — Pour nos abonnés. . . . . 20 cent.

FÉRÉ. (Ch.). Note pour servir à l'histoire des luxations et des fractures du sternum. Brochure in-8. de 16 pages. — Prix : 0 fr. 60. — Pour nos abonnés. . . . . 40 cent.

FERRIER. Recherches expérimentales sur la physiologie et la pathologie cérébrales. Traduction avec l'autorisation de l'auteur, par H. DURET. In-8 de 74 p. avec 11 fig. dans le texte, 2 fr. — Pour nos abonnés . . . . 1 fr. 35

FOURNIER. (A.) De la pseudo-paralysie générale d'origine syphilitique. Leçons recueillies par E. Brissaud. Paris, 1878. In-8 de 24 pages. — Prix : 1 fr. — Pour nos abonnés . . . . 65 cent.

GIRALDÈS (J.-A.) Recherches sur les kystes muqueux du sinus maxillaire. Prix : 1 fr. 50. — Pour nos abonnés. . . . . 1 fr.

GIRALDÈS (J.-A.) Etudes anatomiques ou recherches sur l'organisation de l'œil considéré chez l'homme et chez quelques animaux. Paris, 1866. In-4 de 83 pages avec 7 planches. — Prix : 3 fr. 50. — Pour nos abonnés . . . . 2 fr. 50

GIRALDÈS (J.-A.) Des luxations de la mâchoire. In-4 de 50 pages avec 2 planches. — Prix : 2 fr. — Pour nos abonnés. . . . . 1 fr. 35

GIRALDÈS (J.-A.) De l'anatomie appliquée aux beaux-arts. Cours professé à l'Athénée des Beaux-Arts. Compte rendu par Mlle Lina Jaunez. Paris 1856. In-8 de 8 pages. — Prix : . . . . 50 cent.

GIRALDÈS (J.-A.) Plan général d'un cours d'anatomie appliqué aux beaux-arts. Paris 1857. In-8 de 8 pages. — Prix : . . . . . . 50 cent.

GIRALDÈS (J.-A.) Recherches anatomiques sur le corps innominé. Paris 1861. In-8 de 12 pages avec 5 planches. — Prix : 1 fr. 50. Pour nos abonnés. . . . . 1 fr.

GIRALDÈS (J.-A.) De la fève de Calabar. Note présentée au Congrès médico-chirurgical de France tenu à Rouen le 30 septembre 1863. Paris 1864, in-8 de 8 pages avec figures. — Prix : . . . . 50 cent.

GIRALDÈS (J.-A.) Note sur les tumeurs dermoïdes du crâne. Paris 1866. In-8 de 7 pages. Prix. . . . . 40 cent.

GIRALDÈS (J.-A.) **Sur un point du traitement de la périostite phleg-moneuse diffuse.** Paris, 1874. In-8 de 12 pages. Prix . . . . . . 50 cent.

GOLAY (E.) **Des abcès douloureux des os.** Un volume in-8 de 162 pages. —Paris, 1879. — Prix : 3 fr. 50. Pour nos abonnés . . . . 2 fr. 50

GOMBAULT. **Etude sur la sclérose latérale amyotrophique.** Prix : 2 fr. — Pour nos abonnés. 1 fr. 35

GUÉRIN. (A.). **Du pansement ouaté;** résultats obtenus à l'Hôtel-Dieu pendant l'année 1876. Brochure de 24 pages. — Prix : 0 fr. 75. — Pour nos abonnés. . . . . 50 cent.

HADDEN. **Du myxœdème.** Une petite plaquette in-8 de 16 pages. — Prix : 0 fr. 60. — Pour nos abonnés . . . . 40 cent.

HAYEM (G.). **Leçons cliniques sur les manifestations cardiaques de la fièvre typhoïde,** recueillies par Boudet de Pâris. In-8 de 88 pages avec 5 figures. — Prix : 2 fr. 50. — Pour les abonnés. . . . . . 1 fr. 70

HERAUD. (A.). **Etude diagnostique sur deux cas de syphilome buc-co-lingual.** Un vol. in-8 de 34 pages. 1 fr. 50. Pour nos abonnés. . 1 fr.

JOSIAS (A.). **De la fièvre typhoïde chez les personnes âgées.** Vol. in-8° de 65 pages, avec trois courbes de température. — Prix : 2 fr. — Pour nos abonnés. 1 fr. 35

KELSCH (A.). **Les affections du foie en Algérie et les Variations de l'urée.** Brochure in-8° de 32 pages. — Prix : 1 fr.—Pour nos abonnés 75 c.

KELSCH (A.) **Note pour servir à l'histoire de l'endocardite ulcé-reuse.** In-8 — Prix : 0 fr. 50. — Pour nos abonnés . . . . . . 35 cent.

LANDOLT (F.). **Leçons sur le diagnostic des maladies des yeux,** faites à l'École pratique de la Faculté de médecine de Paris pendant le semestre d'été de 1875, recueillies par CHARPENTIER. Paris 1877. In-8 de 204 pages. — Prix : 6 fr. — Pour nos abonnés. . . . . 4 fr.

LANDOUZY (L.). **De la déviation conjuguée des yeux et de la rotation de la tête par excitation ou paralysie des 6° et 11° paires,** leur valeur en séméiotique encéphalique, leur importance au point de vue anatomique et physiologique, à propos d'une observation d'épilepsie hémiplégique débutant par les yeux et la tête (Déviation et rotation conjuguées convulsives). Un volume in-8° avec une planche.— Prix : 2 fr. 50. — Pour nos abonnés. Prix. . . . . 1 fr. 50

LANDOUZY (L.). **Trois observations de rage humaine;** réflexions. In-8 de 16 pages, 50 cent. — Pour les abonnés. . . . . 35 cent.

LAVERAN (A.). **Un cas de myélite aiguë.** 1876. In-8 de 13 p. . 30 cent.

LAVERAN (A). **Tuberculose aiguë des synoviales** . . . . . . 50 cent.

LELOIR. (H.). **Contribution à l'étude du rhumatisme blennorrhagi-que.** Brochure grand in-8 de 24 pages. — Prix : 0 fr. 75. — Pour nos abonnés. . . . . 50 cent.

LEROY (A.). **De l'état de mal épileptique.** Un volume in-8 de 92 pages. — Prix : 2 fr. — Pour nos abonnés. . . . . 1 fr. 25

LIOUVILLE (H.). **Contribution à l'étude de la paralysie générale pro-gressive des aliénés.** In-8, 50 cent. — Pour nos abonnés. . . . 35 cent.

LIOUVILLE (H.). **Nouveaux exemples de lésions tuberculeuses dans la moelle épinière.** In-8, 50 cent. — Pour nos abonnés. . . . 35 cent.

LIOUVILLE et DEBOVE. **Note sur un cas de mutisme hystérique,** suivi de guérison. Paris 1876. In-8. . . . . 30 cent.

LONGUET (F.-E.-M.). **De l'influence des maladies du foie sur la marche des traumatismes.** In-8 de 124 pages, 4 fr. — Pour nos abonnés. . . . . 2 fr.

MAGNAN. **De la coexistence de plusieurs délires de nature différen-
te chez le même aliéné.** In-8 de 20 pages. 0. 75. — Pour nos abonnés. . . . . 50 cent.

Manuel de la garde-malade et de l'infirmière, publié sous la direction
du Dr Bourneville, par MM. Blondeau, de Boyer, Ed. Brissaud, H. Duret,
G. Maunoury, Monod, Poirier, P. Regnard, Sevestre et P. Yvon, rédacteurs
du *Progrès médical.* — Ouvrage formant trois volumes in-16. — 1er volume: *Anatomie et Physiologie,* 180 pages, 8 figures. Prix : 2 fr. — 2° volume: *Pansements,* 316 pages, 60 gravures, prix: 3 fr. 50. — 3° volume:
Administration des Médicaments, 160 pages, prix : 2 fr. — Pour nos abonnés, l'ouvrage complet, broché, prix . . . . 5 fr.
Nous avons fait faire un élégant cartonnage anglais pour chacun des trois
volumes du Manuel. — Prix par volume 75 c., l'ouvrage complet. . 2 fr.

MAROT. (*Voir* DUPLAY.)

MARCANO (G.). **Des ulcères des jambes entretenus par une affection
du cœur.** In-8, 1 fr. 25. — Pour nos abonnés. . . . . 85 cent.

MARCANO (G.). **De l'étranglement herniaire par les anneaux de l'épi-
ploon.** Paris, 1872. In-8 de 8 pages.— Prix. . . . . 30 cent.

MARCANO (G.). **De la psoïte traumatique,** in-8 de 160 pages.—Prix: 3 fr
— Pour nos abonnés . . . . 2 fr

MARCANO (G.). **Notes pour servir à l'histoire des kystes de la rate.**—
Prix: 60 cent. — Pour nos abonnés . . . . 40 cent.

MARSAT (A.). **Des usages thérapeutiques du nitrite d'amyle.** In-8
de 48 pages, 1 fr. 25. — Pour nos abonnés . . . . 85 cent.

MAUNOURY (G.) **Les hôpitaux-baraques et les pansements antisep-
tiques en Allemagne.** Paris, 1877, in-8 de 20 pages. — Prix : 1 fr. —
Pour nos abonnés. . . . . 70 cent.

MIOT (C.) **De la myringodectomie ou perforation artificielle du tympan.** In-8 de 169 pages avec 16 figures intercalées dans le texte. —
Prix : 3 fr. 50 — Pour nos abonnés. . . . . 2 fr. 50

MIOT (C.) **De la Ténotomie du muscle tenseur du tympan.** Volume
in-8 de 56 pages orné de 11 figures intercalées dans le texte. Paris, 1878.
Prix: 1 fr. 50 ; pour nos abonnés. . . . . 1 fr.

MONOD (E.) **Étude clinique sur les indications de l'uréthrotomie
externe.** Un volume de 168 pages, avec un tableau. Prix : 3 fr.50.— Pour
nos abonnés. . . . . 2 fr. 50

MONOD. (*Voir* BRISSAUD.)

ONIMUS. **Des applications chirurgicales de l'électricité.** Leçons recueillies par Bonnefoy. In-8 de 16 pages avec figures, 60 c. Pour nos
abonnés. . . . . 40 cent.

ORY (E.) **Maladies de la peau.** Notes de thérapeutique, recueillies aux
cliniques dermatologiques de M. le professeur Hardy, à l'hôpital Saint-
Louis. Paris, 1877, in-8 de 40 pages. — Prix : 1 fr. — Pour nos abonnés . . . . 70 cent.

OULMONT (P.) **Etude clinique sur l'athétose.** Paris, 1878, in-8 de 116
pages avec figures. — Prix : 3 francs. — Pour nos abonnés. . . . . 2 fr

PARROT. **Clinique des maladies de l'enfance.** Leçon inaugurale. Brochure de 20 pages. — Prix 0 fr. 75. — Pour nos abonnés. . . 50 cent.

PARROT. **Cours d'histoire de la médecine.** Leçon d'ouverture du 21
novembre 1876. Paris, 1877, in-8 de 20 pages. —Prix : 60 c. — Pour nos
abonnés. . . . . 40 cent.

PASTURAUD (D.) **Etude sur les cals douloureux.** In-8 de 64 pages. 2 fr.
— Pour nos abonnés . . . . 1 fr. 35

PATHAULT (L.) **Des propriétés physiologiques du Bromure de Camphre** et de ses *usages thérapeutiques*. In-8 de 48 pages, 1 fr. 50. — Pour nos abonnés. . . . . 1 fr.

PELTIER (G.) **De la triméthylamine et de son usage dans le traitement du rhumatisme articulaire aigu.** In-8 compacte de 34 pages, 60 cent. — Pour nos abonnés. . . . . 40 cent.

PELTIER (G.). **Etude sur la cécité congénitale.** Paris, 1869. In-8 de 36. pages. — Prix : 1 fr. — Pour nos abonnés. . . . . 70 cent.

PELTIER (G.). **L'Ambulance n° 5.** Paris, 1871. In-8 de 110 pages. 1 fr.

PHILBERT. (E.). **De la cure de l'obésité** aux eaux de Brives-les-Bains (Savoie). Brochure in-8 de 16 pages. — Prix : 0 fr. 60 — Pour nos abonnés. . . . . 40 cent.

POINSOT (G.). **Contribution à l'histoire clinique des tumeurs du testicule.** Brochure in-8 de 28 pages. Prix : 1 fr. — Pour nos abonnés. . . . . 70 cent.

QUESTIONNAIRE pour le 1er examen de doctorat. Recueil de séries d'examens subis récemment (en 1876) à la Faculté de médecine de Paris, indiquant : 1° La composition du jury pour chaque série ; 2° La préparation anatomique de chaque candidat ; 3° Les questions orales auxquelles le candidat a dû répondre ensuite ; 4° Enfin le résultat de l'examen dans chaque série ; suivi de questions sur les accouchements, recueillies au cinquième examen de doctorat et aux examens de sage-femme. Paris, 1876. In-16 de 91 pages. — Prix : 1 fr. — Pour nos abonnés. . . . . 70 cent.

RANVIER (L.) **Leçons d'anatomie générale sur le système musculaire** recueillies par J. RENAUT. Un fort vol. orné de 99 fig. intercalées dans le texte. — Prix : 12 fr. — Pour nos abonnés . . . . 8 fr.

RANVIER (L.). **Leçon d'ouverture du cours d'anatomie générale au Collège de France.** Paris, 1876. In-8 de 16 pages. — Prix : 0 fr. 60. — Pour nos abonnés. . . . . 40 cent.

RAYMOND (F.). **Etude anatomique, physiologique et clinique sur l'hémichorée, l'hémianesthésie et les tremblements symptomatiques.** In-8 de 140 pages avec figures dans le texte et 3 planches. 3 fr. 50 — Pour nos abonnés. . . . . 2 fr. 50.

RAYMOND. **De la puerpéralité.** Volume in-8° de 258 pages. Paris, 1880. — Prix : 5 fr. —Pour nos abonnés . . . . 4 fr.

RECLUS (P.). **De l'épithélioma térébrant du maxillaire supérieur.** Paris, 1876. In-8 de 4 pages. — Prix. . . . . 20 cent.

RECLUS (P.). **Des hyperostoses consécutives aux ulcères rebelles de la jambe.** Brochure in-8 de 24 pages. — Prix : 0 fr. 75. — Pour nos abonnés. . . . . 50 cent.

RECLUS. (P.) **Des mesures propres à ménager le sang pendant les opérations chirurgicales.** Un vol in-8 de 144 pages. — Prix : 3 fr. 50. Pour nos abonnés. . . . . 2 fr. 50

RECLUS (P.). **Des ophthalmies sympathiques.** Un fort volume in-8 de 210 pages. — Prix : 5 fr. pour nos abonnés . . . . 4 fr.

RECLUS (P.). **Du tubercule du testicule et de l'orchite tuberculeuse.** In-8 de 212 pages avec 5 planches en chromo-lithographie 5 fr. — Pour nos abonnés. . . . . 4 fr.

RECLUS (P.). **La fontaine d'Ahusquy,** brochure in-8 de 30 pages. — Prix : 1 fr. — Pour nos abonnés. . . . . 70 cent.

REGNARD (P.). **Recherches expérimentales sur les variations pathologiques des combustions respiratoires.** Un fort volume in-8 de 394 pages, enrichi de 100 gravures dans le texte. — Paris, 1879. — Prix : 10 fr. — Pour nos abonnés. . . . . 7 fr.

REGNARD. *Voir* BOURNEVILLE.

RENAUT (J.). **Note sur la structure des glandes à mucus du duodénum (glandes de Brunner).** Brochure in-8 de 8 pages.— Prix 40. c. — Pour nos abonnés. . . . . 30 cent.

RIBEMONT (A.). **Recherches sur l'insufflation des nouveau-nés et description d'un nouveau tube laryngien** Un volume in-8 de 40 pages et 8 planches. — Paris, 1878. — Prix : 3 fr. 50. — Pour nos abonnés . . . . 2 fr. 50.

ROQUE (F.). **Des dégénérescences héréditaires produites par l'intoxication saturnine lente.** Paris, 1872. In-12 de 15 pages. — Prix . . . . 30 cent.

ROSAPELLY (Ch. L.) **Recherches théoriques et expérimentales sur les causes et le mécanisme de la circulation du foie.** Un volume in-8 de 76 pages orné de 24 figures. — Prix : 3 fr. — Pour nos abonnés. . . . . 2 fr.

SEGLAS. **De l'influence des maladies intercurrentes sur la marche de l'épilepsie.** Un vol. in-8° de 60 pages. Paris, 1881.— Prix : 2 fr.— Pour nos abonnés . . . . 1 fr. 35

SEGOND. (P.). **Note sur une observation de kyste hydatique** développé dans l'épaisseur du muscle grand pectoral. Brochure de 8 pages. — Prix : 0 fr. 40. — Pour nos abonnés. . . . . 30 cent.

SEGOND. (P.). **Recherches cliniques et expérimentales sur les épanchements sanguins du genou par entorse.** Volume in-8 de 85 pages. Prix : 2 fr. — Pour nos abonnés. . . . . 1 fr. 50

SEGUIN (E. C.). **Medical mathematisme.** Brochure in-8° de 18 pages. — Prix : 60 cent. — Pour nos abonnés . . . . 40 cent.

SEGUIN (E.-C). **Registre memento** d'observations, pour conserver toutes les observations faites au lit du malade. Paris, 1878. — Prix. 60 cent.

SEVESTRE. *Voir* CHARCOT.

SIMON (J.). **Conférences cliniques et thérapeutiques sur les maladie des enfants** ; un beau volume in-8° de 340 pages ; prix : 8 fr. ; pour nos abonnés, prix . . . . 6 fr.

TABOUET. (L.) **Etude sur le traitement des abcès sous périostiques aigus de l'adolescence.** Un vol. in-8 de 44 pages. — Prix : 1 fr. 50. — Pour nos abonnés . . . . 1 fr.

TARNIER. **De l'influence du régime lacté dans l'albuminurie des femmes enceintes et de son indication.** . . . . 50 cent.

TAUBER (A.). **De l'amputation ostéoplastique de la jambe.** Brochure in-8° de 28 pages. — Prix : 75 cent.— Pour nos abonnés. . . . 50 cent.

TEINTURIER (E.). **Les Skoptzy,** étude médico-légale sur une secte religieuse russe dont les adeptes pratiquent la castration. — Un joli volume in-12 orné de gravures représentant les différents modes de castration employés par ces fanatiques. — Prix : 1 fr. 50. — Pour nos abonnés. . . 1 fr.

THAON (L.). **Recherches cliniques et anatomo-pathologiques sur la tuberculose.** Grand in-8 de 112 pages, avec 2 planches en chromo-lithographie, 4 fr. 50. — Pour nos abonnés. . . . . 3 fr.

THAON (L.) **Clinique climatologique des maladies chroniques.** — 1ᵉ fascicule : *phthisie pulmonaire.* Un volume grand in-8 de 164 pages, avec 2 planches de tracés de température. Paris 1877. — Prix : 4 fr. — Pour nos abonnés . . . . 2 fr. 75.

TERRILLON. **Contribution à l'étude des gommes syphilitiques du testicule.** Brochure in-8 de 8 pages. — Prix : 0 fr. 40. — Pour nos abonnés . . . . **30 cent.**

TERRILLON. Des troubles de la menstruation après les lésions chirurgicales ou traumatiques. In-8 de 22 pages, 60 cent. — Pour les abonnés . . . . 40 cent.

TERRILLON. Excroissances polypeuses de l'urèthre symptomatiques de la tuberculisation des organes urinaires chez la femme   Brochure in-8 de 24 pages. — Prix : 0 fr. 75. — Pour nos abonnés. 50 cent.

TERRILLON. Mémoire sur la rupture traumatique des parties internes du cœur avec ou sans lésions correspondante des parois. Brochure in-8 de 16 pages. — Prix : 0 fr. 60. — Pour nos abonnés 40 c.

TROISIER. (E.). Note sur un cas d'encéphalopathie syphilitique précoce. Brochure in-8 de 8 pages. — Prix : 0 fr. 40. — Pour nos abonnés. . . . . 30 cent·

TURNER. (E). Histoire de la circulation du sang par Flourens. — André Césalpin. Brochure in-8 de 16 pages. Prix : 0 fr. 75. — Pour nos abonnés. 40 cent.

TURNER. (E.). Remarques au sujet de la lecture faite à l'Académie par M. Chéreau le 15 juillet 1879. Brochure in-8 de 16 pages. — Prix : 60 c. — Pour nos abonnés . . . . 40 cent.

VIDAL. Du pityriasis, leçon recueillie et rédigée par de BEURMANN. in-8 de 20 pages. — Prix : 0 fr. 75. — Pour nos abonnés . . . . . 50 cent.

VILLARD (F.). De l'aphasie ou perte de la parole et de la localisation du langage articulé, par le Dr Batman. traduit de l'anglais par F. Villard. Un volume in-8 de 128 pages. Paris, 1870. Prix : 2 fr. — Pour nos abonnés. . . . . 1 fr. 25.

VILLARD (F.). Notice hygiénique et médicale sur l'Attique. Brochure in-8 de 30 pages. — Prix : 1 fr. — Pour nos abonnés. . . . . 70 cent.

LE PROGRÈS MÉDICAL : tome I (1873), épuisé. — Tome II (1874), épuisé. — Tome III (1875), vol. in-4 de 800 pages avec 50 figures, prix : 16 fr. — Tome IV (1876), vol. in-4 de 960 pages, prix : 16 fr .— Tome V (1877), vol. in-4 de 1000 pages, prix : 20 fr. — Tome VI (1878), vol. in-4 de 1020 pages, prix : 20 fr. — Tome VII (1879), vol. in-4° de 1064 pages, prix 20 fr. — Tome VIII (1880 , vol in-4° de 1086 pages, prix 20 fr. — Pour les nouveaux abonnés, prix . . . . 16 fr.

REPRODUCTIONS PLASTIQUES DE CERVEAUX PAR M. LOREAU, MODELEUR DU MUSÉE ANATOMO-PATHOLOGIQUE DE LA SALPÊTRIÈRE ET DE BICÊTRE.

N° 1. Deux hémisphères normaux. Laboratoire D' CHARCOT   7 fr.
N° 2. Hémisphère gauche normal réduit. D' MATHIAS DUVAL   2 fr.
N° 3. Cas d'Aphasie. Laboratoire D' CHARCOT 3 50
N° 4. Monoplégie de la jambe. G. DE BOYER . . . . 5 »
N° 5. Encéphale d'une idiote 18 ans. D' BOURNEVILLE 3 50
N° 6. Encéphale Orang Outang Laboratoire D' CHARCOT.. . . . 5 »
N° 7. Deux hémisphères Orang.-Outang . . . . 5 »
N° 8. Encéphale de Chien. D' JOLYET 1 25
N° 9.   —   Chat.   — 1 25
N° 10.   —   Lapin. D' LAFONT. 1 25
N° 11.   —   Cochon d'Inde. 1 25
N° 12.   —   Singe. Laboratoire D' CHARCOT . . . . . 2 »
N° 13. Deux hémisphères, anomalies remarquables des cir-
     convolutions. Laboratoire D' CHARCOT . . . . 7 »
N° 14 Hémisphère gauche avec anomalies des circonvolu-
     tions. Laboratoire D' CHARCOT. 3 50
N° 15. Série de 13 cerveaux de criminels, musée de la Salpê-
     trière . . . .

Pour la reproduction des pièces du Musée de la Salpêtrière ou pour la commande des pièces en cire ou en plâtre, s'adresser au Progrès Médical ou à M. LOREAU à l'Hospice de la Salpêtrière.

www.ingramcontent.com/pod-product-compliance
Ingram Content Group UK Ltd.
Pitfield, Milton Keynes, MK11 3LW, UK
UKHW022108170726
13837UKWH00003B/1126